COLECCIÓN SALUD Y BELLEZA

COLECCIONES

Ejecutiva
Superación personal
Salud y belleza
Familia
Literatura infantil y juvenil
Con los pelos de punta
Pequeños valientes
¡Que la fuerza te acompañe!
Juegos y acertijos
Manualidades
Cultural
Espiritual
Medicina alternativa
Computación
Didáctica
New Age
Esoterismo
Humorismo
Interés general
Compendios de bolsillo
Aura
Cocina
Tecniciencia
VISUAL
Arkano
Extassy

El mundo vegetariano

del

Dr. Abel Cruz

SELECTOR

actualidad editorial

SELECTOR
actualidad editorial

SELECTOR
actualidad editorial
Aniversario
50
1950-2000

Doctor Erazo 120   **Tels.**   **588 72 72**
Colonia Doctores   **Fax:**   **761 57 16**
México 06720, D.F.

EL MUNDO VEGETARIANO DEL DR. ABEL CRUZ

Diseño de portada: María Eugenia Martínez Luis
Ilustración de interiores: PCL Diseño

ISBN-13: 978-970-431-197-4
ISBN-10: 970-643-197-7

Décima Séptima reimpresión. Agosto de 2009.

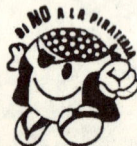

Contenido

Introducción

La publicación de un libro que aborde la preparación de recetas es muy común, sobre todo en el ámbito naturista, en el cual el principal factor de curación es una alimentación balanceada y natural.

En la actualidad, el 99 por ciento de los libros de cocina sólo hablan de alimentos o guisos preparados con carnes, comidas enlatadas y/o embolsadas, harinas y azúcares blancos; lamentablemente la mayoría de la gente prefiere este tipo de alimentación que además de ser inadecuada es la causante de todas sus enfermedades.

Ante esta situación decidí elaborar un recetario que ofreciera una alimentación nutritiva, fácil de preparar, que estuviera al alcance de toda la población y de mis pacientes en particular. Esta ingente tarea intenta influir en forma positiva en nuestro comportamiento alimenticio, lo cual nos mantendrá bien nutridos y estimulará para consumir alimentos agradables a nuestro paladar.

Este recetario aborda la base fundamental de la alimentación humana: los vegetales, e incluye los soportes necesarios contenidos en otros alimentos y nutrientes que los vegetales y frutas no poseen en cantidades adecuadas para ofrecer una completa nutrición, como son: leche y sus derivados, huevos, granos (lentejas, arroz, soya, etcétera).

Es importante resaltar que este libro está dirigido al primer médico de la familia: las madres; y a la necesidad culinaria que todos tenemos de practicar una alimentación tan vieja como la humanidad, misma que si la llevamos de manera adecuada nos garantizará una vida feliz y un futuro promisorio.

La naturaleza siempre será factor importante en la conservación de nuestra salud y sobre todo en la formación de generaciones libres del flagelo de las enfermedades crónico-degenerativas que fácilmente se controlan y se eliminan con una alimentación adecuada y que la naturaleza nos brinda con prodigio.

Con esta alimentación las principales necesidades de nutrición siempre serán cubiertas en su totalidad, evitando obesidad, gastritis, colitis, estreñimiento, cánceres, diabetes, etcétera, que de tan comunes se han vuelto ya parte integral de la sociedad actual. Incluso con esta alimentación, seguramente aumentará el índice de adultos y ancianos sanos.

En la actualidad, el elevado consumo de carnes en todas sus variedades, la indiscriminada dependencia de los alimentos procesados (ricos en conservadores) y las múltiples "comidas chatarra" han constituido una generación muy expuesta a afecciones cancerosas. Se ha descubierto que esta alimentación produce un elevado índice de tumores en amplios sectores de la población. Por lo tanto, a continuación enlistamos los principales nutrientes que ayudarán a conservar en excelente estado nuestro organismo, sin olvidar la frase: **"Somos lo que comemos"**.

1. Proteínas
2. Grasas
3. Carbohidratos

4. Vitaminas
5. Minerales
6. Oligoelementos

Como es de suponer, no existe un alimento completo (es decir, que por sí solo contenga todos los nutrientes antes enlistados, aunque muchos alimentos naturales casi se acercan a este "alimento perfecto"), por lo que siempre deberemos emplear una combinación adecuada de todo lo que la naturaleza nos brinda para obtener los nutrientes necesarios y en consecuencia una buena alimentación. Es importante mencionar que en la naturaleza existe el prodigio de que algunos alimentos facilitan la digestión de otros; y que la ausencia de uno de ellos motiva la no asimilación de otro cuando se combinan con alimentos que no son naturales como es el caso de la carne, que necesita forzosamente de las vitaminas y minerales que posee el reino vegetal para que pueda ser asimilada correctamente, pues por sí sola jamás podría ser un alimento (que en realidad no es necesario) asimilable.

La cantidad necesaria de cada nutriente variará de acuerdo a la edad, complexión, estatura, sexo y otros factores; una dieta adecuada dependerá de las funciones del organismo y de su desarrollo normal.

Sobre lo anterior se han escrito infinidad de libros, artículos, programas de radio o televisión, etcétera, por lo que no es necesario disertar sobre este tema, razón por la cual pasaremos al siguiente capítulo que hablará de los nutrientes, cualidades y cantidades necesarias para nuestro desarrollo y supervivencia.

En este libro encontrará una variedad de alimentos que incluye casi todos los tipos de alimentación: macrobiótica, vegetariana, incluso algo de dietas hindúes y muchas otras, por lo que este compendio va a ser uno de los más completos en cuanto a nutrición.

Además, en la correcta preparación de estas recetas encontrará un sabor, olor y presentación muy especial.

Las diferentes secciones de este libro serán, espero, lo más completo y conveniente para su nutrición, economía y gusto.

Comenzaremos recomendando principalmente los nutrientes de fácil preparación y accesibles, posteriormente abordaremos en su totalidad las recetas.

Las principales fuentes alimentarias

Para la mayor comprensión de este tipo de alimentación, he dividido la alimentación rica en proteínas en cuatro cuadros básicos:

I. leche y sus derivados

Los alimentos mencionados en este cuadro (queso, yogur, etcétera), derivan sus proteínas de la leche, éstas son (las proteínas): caseína y lactoalbúmina, ambas son proteínas completas; es decir, que contienen los suficientes aminoácidos para cubrir las necesidades proteicas del ser humano. Por lo consiguiente todos los derivados de ésta contendrán las cantidades necesarias de alimentos para un excelente desarrollo.

II. Huevo

Constituye por sí solo un alimento proteico de alto contenido nutricional.

La proteína del huevo contiene aminoácidos que le hacen ser casi la proteína ideal. Los huevos tienen 13 por ciento de proteína; la clara posee proteína coloidal pura (ovoalbúmina, 11 por ciento de proteína y 89 por ciento de agua. La proteína de la yema es más concentrada, 16 por ciento, pero es más complicada, porque concentra todos los aminoácidos esenciales) lo que constituye el alimento perfecto para su total desarrollo.

III. Fuentes vegetales

En la naturaleza existen muchas fuentes de proteínas como son: cacahuates, avena, nueces, pistaches, piñones, dátiles, arroz, papas, perejil; mención especial merecen los germinados, que son fuentes importantísimas de proteínas. Germinado es una semilla que ha sido estimulada para que comience a "dar a luz" todas las propiedades alimenticias de las plantas. Al ser germinada una semilla, ésta aumenta su potencial alimenticio hasta 300 por ciento convirtiéndose en una fuente inagotable de energía para todo aquel que la consume.

Existen muchas variedades de germinados, los más recomendables, por poseer todos los aminoácidos esenciales son: el de la soya, trigo, alfalfa, chía, lenteja y maíz; son también los más usuales y fáciles de encontrar.

Todas las verduras contienen pequeñas cantidades de aminoácidos, razón por la cual siempre se deberán combinar con otros alimentos para cubrir sus deficiencias alimenticias.

Es importante mencionar que para obtener la mayor cantidad y calidad proteínica de los vegetales, éstos se deben consumir lo más frescos posible. Otra virtud importante de los vegetales es que por sí mismos aportan vitaminas y minerales que requieren todas las proteínas para su digestión, cosa que no sucede con la carne que necesita de los vegetales para facilitar su digestión.

IV. Panes y Cereales

Las proteínas que estos alimentos aportan varían dependiendo de su constitución, por ejemplo: el trigo es pobre en lisina; el maíz y el arroz contienen poco triptófano, azufre, cistina y metionina; sin embargo, estas carencias se compensan o complementan combinándolos con otros vegetales.

Ejemplo de lo anterior son la carne de soya o de trigo (productos proteínicos texturizados), las semillas de algodón, de sésamo, de tornasol; los cacahuates, judías de soya, a los cuales se les agregan saborizantes (aves, pescados, cerdo, res, etcétera) para deleitar al paladar.

Lo anterior combinado con vegetales, huevos y leche, nos dará una alimentación perfecta en cuanto a requerimientos proteicos.

Para finalizar, es importante recordar que cada gramo de proteínas aporta cuatro kilocalorías.

Granos de cereales

Por su conservación, sabor, cultivo extenso y gran variedad de productos éstos han sido y siguen siendo el alimento básico del hombre desde épocas inmemorables hasta la actualidad. Para fundamentar lo anterior basten los siguientes ejemplos:

Arroz: es el cereal de más consumo en el mundo, llega a aportar de 70 a 80 por ciento de calorías necesarias para la alimentación. Cuando este cereal es descascarillado pierde todas sus propiedades alimenticias, pasando a ser solamente almidón, por lo que se recomienda consumirlo integral o sancochado, ya que al exponerlo a este proceso o al hervirlo antes de descascarillarlo sus nutrientes pasan al centro del arroz conservan sus propiedades nutritivas.

Contiene gran cantidad de minerales, vitaminas, proteínas y carbohidratos que son fuente importante en el crecimiento y desarrollo del organismo.

Trigo: es el cereal de mayor consumo después del arroz. Por su alto contenido de gluten, es preferido en la elaboración de pan para que la levadura actúe con eficacia. La cáscara de trigo contiene vitaminas y minerales, además de los residuos tan importantes para una buena digestión y eliminación de desechos orgánicos. Posee abundantes carbohidratos de excelente calidad.

Centeno: es semejante en su composición al trigo, se utiliza en Europa, Asia, Rusia y en menor cantidad en Estados Unidos.

Maíz: es la base de la alimentación en muchos países, sobre todo en los latinoamericanos. Tiene un gran potencial proteínico, posee abundantes carbohidratos, almidones de excelente calidad, se usa como combustible de primera por su alto contenido en minerales y oligoelementos, es un energético muy apreciado porque posee grasa.

Avena: contiene en abundancia carbohidratos de buena calidad, posee los minerales necesarios para un buen desarrollo, proteínas y vitaminas en elevada cantidad.

Cebada: por su alto nivel proteínico, se emplea como sustituto del arroz, es un energético de primera.

Mijo: es un excelente alimento, aunque en nuestro país no es correctamente valorado.

Los granos contienen carbohidratos almacenados; proteínas, minerales y vitaminas esenciales para una nutrición adecuada, son ricos en vitamina B (importante para una síntesis correcta de enzimas necesarias para la digestión de los carbohidratos), grasas y proteínas.

Frutas

Las frutas concentran menos carbohidratos que los cereales, por su alto contenido en agua. Sin embargo, tienen la ventaja de poseer monosacáridos, por lo que su digestión es más rápida y fácil. Contienen aceites volátiles que dan a las frutas un aspecto y olor apetitosos.

Las concentraciones de azúcar en frutas frescas varían de 6 a 20 por ciento, por ejemplo: el melón y la sandía poseen la más baja concentración, el plátano la más alta. Las frutas secas como las ciruelas pasas, albaricoques, higos, dátiles y orejones, entre otras, tienen hasta 70 por ciento de azúcar debido a su escasa humedad.

Es conveniente consumirlas crudas. Muchas frutas frescas poseen abundante celulosa, razón por la cual son excelentes estimulantes del movimiento intestinal, y muy efectivas contra enfermedades como la colitis y el estreñimiento.

Verduras

Éstas incluyen cualquier parte de plantas (hojas, tallos, semillas, vainas, flores, frutos, raíces, tubérculos), sus concentraciones varían de acuerdo a sus componentes utilizados: de 3 a 35 por ciento de contenido de carbohidratos en sus diferentes formas de azúcares, celulosa y hemicelulosa. El valor calórico de las verduras es bajo, sobre todo el de las hojas, flores y tallos (foliáceas verdes, coliflor, brócoli, coles, lechugas, etcétera); las raíces y tubérculos poseen más azúcares y menos agua (por ejemplo: zanahoria, nabos, remolachas, chícharo, judías, frijoles, etcétera).

Por su alto contenido en celulosa y hemicelulosa, presentan en algunas ocasiones dificultades para su digestión, sin embargo, tienen abundantes carbohidratos de primera calidad, ya que están por decirlo de alguna manera, predigeridos.

Las verduras almacenan azúcar sintetizado en forma de almidón. Cuando éstas son cocidas inmediatamente de cosecharlas tienen mejor sabor que las que han viajado largas distancias y/o se han almacenado.

Grasas

Las grasas representan una forma de almacenar energía calórica en los animales y desempeñan la misma función de reserva de los carbohidratos en las plantas. Son muchas las funciones que realizan en la dieta. Además de su elevado valor energético contienen ácidos grasos y son vehículos de vitaminas solubles. Vigile que su consumo se ajuste estrictamente a las necesidades del organismo (20 por ciento del total calórico necesario para su buen funcionamiento).

Por su índice de solubilidad, las grasas y las sustancias lipoides se clasifican en: lípidos sencillos, compuestos y derivados.

Son insolubles en agua, están compuestas de carbono, hidrógeno y oxígeno, al igual que los carbohidratos, pero en diferentes proporciones, por lo que su valor es considerablemente mayor. Es importante regular el consumo de grasas, ya que un elevado nivel de colesterol propicia o precipita la aparición de enfermedades cardiovasculares.

Las principales fuentes de grasas naturales son: todas las grasas del reino vegetal que son líquidas (aceites). Las frutas y verduras contienen menos del uno por ciento de grasas, con excepción del aguacate y las aceitunas.

Otras fuentes naturales son: oleaginosas, arroz, lentejas, nueces, pistaches, piñones, coco, ajonjolí, soya, maíz y margarina.

ABREVIATURAS:

taza	=	tz.
Cucharada	=	C.
cucharadita	=	c.
gramos	=	g
pieza	=	pza.

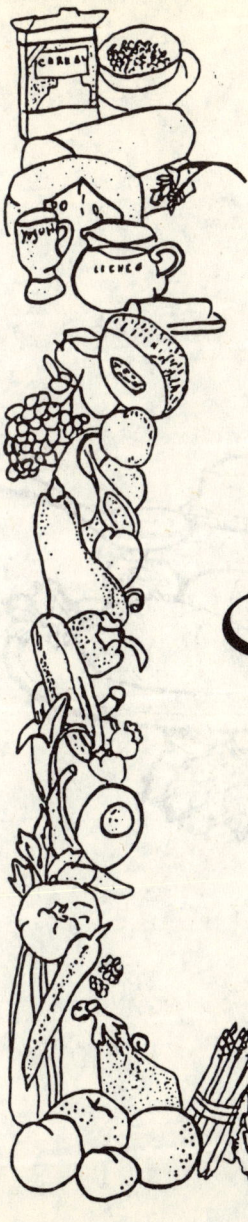

Ensaladas

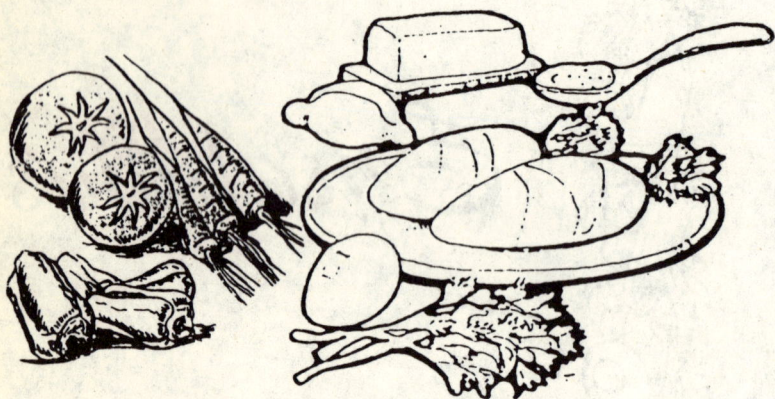

Ensalada de hinojo y uvas

- *Ingredientes:*
  - 300 g de hinojo picado
  - 250 g de uvas
  - 100 g de almendras remojadas y picadas
  - 200 ml de yogur natural

Procedimiento: Mezclar todos los ingredientes.

Ensalada verde con jocoque

- *Ingredientes:*
  - 1 tz. de germinados de alfalfa
  - 1 tz. de chícharos muy tiernos
  - 1/2 pepino en cuadritos
  - 300 ml de jocoque
  - 1/2 tz. de semillas de calabaza

Procedimiento: Mezclar todos los vegetales y aderezar con jocoque y las semillas de calabaza.

Ensalada cremosa

- *Ingredientes:*
  - 1 manojo de espinacas en tiras
  - 3 zanahorias rayadas
  - 3 tallos de apio
  - 1 pimiento morrón en rajas
  - 1 tz. de nata
  - 3 c. de salsa de soya
  - 2 c. de aceite de oliva
  - 100 g de nuez

Procedimiento: Mezclar los vegetales, aparte batir la nata con la salsa de soya y el aceite hasta que acreme, agregar esta crema a la ensalada y adornar con la nuez.

ENSALADA DE LECHUGA CON DÁTIL

• *Ingredientes:*

    1 lechuga cortada en trozos
    1 manojo pequeño de berros
  250 g de dátiles picados
  250 g de queso fresco
    1 tz. de nata agria

Procedimiento: Mezclar todos los ingredientes.

ENSALADA DE GERMINADOS

• *Ingredientes:*

  250 g de germinado de alfalfa
  250 g de germinado de soya
    2 ramas de apio picado
    1 pimiento grande en rajas
  1/4 de tz. de salsa de soya
      el jugo de dos limones
    2 aguacates en rebanadas
      sal al gusto

Procedimiento: Mezclar todos los vegetales, dejar el aguacate al final y aderezar con el jugo de limón y la salsa de soya.

ENSALADA DE COL MORADA

• *Ingredientes:*

  1/2 col morada, pequeña y picada
  250 g de manzanas en cuadritos
   10 hojas de lechuga picada
    1 tz. de pasas
      aceite y jugo de limón para aderezar

Procedimiento: Mezclar todos los ingredientes y aderezar con el aceite y el jugo de limón.

Ensalada de zanahoria

- *Ingredientes:*
    - 3 zanahorias ralladas
    - 2 manzanas ralladas
    - 1 tz. de pasitas
    - 1 tz. de yogur natural
    - 100 g de nuez

Procedimiento: Mezclar todos los ingredientes y adornar con la nuez.

Ensalada griega

- *Ingredientes:*
    - 1 pepino
    - 3 jitomates grandes
    - 1 diente de ajo
    - 1/2 tz. de aceitunas
    - 250 g de queso panela
    - 3 c. de aceite de oliva

Procedimiento: Cortar en rebanadas los jitomates y el pepino, agregar el ajo finamente picado, las aceitunas picadas, el aceite y el queso rallado.

Colecitas de Bruselas con manzana

- *Ingredientes:*
    - 250 g de colecitas de Bruselas ralladas
    - 1 tz. de apio en rebanadas
    - 2 manzanas en cuadritos
    - 1 tz. de berros en trozos

10 hojas de lechuga en rebanadas
1/2 tz. de ajonjolí
1 tz. de jocoque

Procedimiento: Mezclar todos los vegetales incluyendo la manzana, bañar con el jocoque y espolvorear con el ajonjolí.

JITOMATES ALEGRES

• *Ingredientes:*

4 jitomates grandes
3 tallos de apio picados
1 pimiento en cuadritos
100 g de nuez picada
3 c. de mayonesa casera

Procedimiento: Cortar la parte de arriba de los jitomates y extraer la pulpa, mezclar el resto de los ingredientes y rellenar los jitomates.

VERDOLAGAS A LA MEXICANA

• *Ingredientes:*

1 manojo de verdolagas tiernas picadas
2 cebollas medianas picadas
2 aguacates picados
2 jitomates picados
2 pimientos picados
    aceite de oliva
    sal al gusto

Procedimiento: Mezclar todos los ingredientes.

ENSALADA DE CEBOLLITAS CAMBRAY

- *Ingredientes:*
    - 1 manojo de cebollitas cambray
    - 1 manojo de rabanitos
    - 3 zanahorias
    - 100 g de nuez
    - 100 g de cacahuate
    - 3 c. de aceite de oliva
    - el jugo de 3 limones
    - sal al gusto

Procedimiento: Picar todos los ingredientes y agregar el jugo de limón, el aceite y la sal.

ROLLITOS DE COL

- *Ingredientes:*
    - 10 hojas de col
    - 2 tz. de zanahoria rallada
    - 1 manojo de perejil picado
    - 250 g de queso fresco
    - aceite de oliva

Procedimiento: Poner las hojas de col a vapor, únicamente dejar que se hablanden un poco, mezclar el resto de los ingredientes y rellenar las hojas dándoles forma de rollo.

ENSALADA ORIENTAL

- *Ingredientes:*
    - 3 tz. de champiñones en rebanadas
    - 1/4 de germinado de soya
    - 1 pimiento en rajas
    - 1 rama de apio en rebanadas

1/2 tz. de salsa de soya
      sal al gusto

Procedimiento: Mezclar todos los ingredientes.

MANZANA APIÑONADA

• *Ingredientes:*
    4 manzanas ralladas
    1 tz. de piñones
    1 tz. de jocoque
    1/2 tz. de miel

Procedimiento: Mezclar todos los ingredientes.

PAPAS AL REQUESÓN

• *Ingredientes:*
    250 g de papas
    2 ramas de apio picadas
    1 tz. de requesón
    2 c. de nata

Procedimiento: Cocer al vapor las papas, cortarlas en cuadritos, ponerlas en un recipiente y agregar el resto de los ingredientes.

ENSALADA VARIADA

• *Ingredientes:*
    1 coliflor pequeña
    3 zanahorias ralladas
    3 tomates en rodajas
    1 tz. de chícharos muy tiernos
    10 rábanos cortados en flor

1 aguacate en tiras
   aceite de oliva al gusto

Procedimiento: Cortar la coliflor en pedacitos y remojar en agua de sal una hora, enjuagar y escurrir. En un platón se pone una capa de coliflor, luego una capa de zanahoria rallada, una capa de chícharos, otra de coliflor, una de jitomate, otra de zanahoria y por último el aguacate en tiras y el aceite, espolvoree sal en cada capa.

ENSALADA JAPONESA

• *Ingredientes:*
   2 tz. de germinado de soya
   3 dientes de ajo picado
   1 manojo de perejil picado
   4 c. de salsa de soya

Procedimiento: Mezclar todos los ingredientes.

ENSALADA DULCE

• *Ingredientes:*
   2 peras ralladas
   2 manzanas ralladas
   3 ramas de apio picadas
 100 g de ciruelas pasas en trocitos
   1 tz. de yogur natural
   3 C. de miel

Procedimiento: Mezclar todos los ingredientes.

Ensalada de pepinos rellenos

• *Ingredientes:*

    2 pepinos medianos
250 g de requesón
    1 pimiento picado
    1 rama de apio picado

Procedimiento: Cortar en rebanadas de un centímetro los pepinos, aparte mezclar el requesón con el pimiento y el apio, quitar las semillas a los pepinos y rellenar con esta mezcla.

Ensalada poblana

• *Ingredientes:*

2 chiles poblanos
2 aguacates en rebanadas
2 nopales tiernos en cuadritos
1 manojo de cilantro picado
1 cebolla en medias lunas
   aceite de oliva
   sal al gusto

Procedimiento: Asar los chiles poblanos, quitarles las semillas, cortarlos en rajas y mezclar con todos los ingredientes.

Ensalada todo verde

• *Ingredientes:*

   1 manojo de berros en trocitos
1/2 lechuga romanita en tiras
   1 manojo de espinacas en tiras
   1 manojo de cilantro picado
   1 aguacate cortado en tiritas

2 c. de aceite de oliva
   el jugo de 2 limones
   sal al gusto

Procedimiento: Mezclar todos los ingredientes.

ENSALADA BINARIA

- *Ingredientes:*
  3 zanahorias ralladas
  1 rama de apio picado
  3 c. de perejil picado
  2 c. de mayonesa casera
  2 c. de jocoque
     sal al gusto

Procedimiento: Mezclar todos los ingredientes.

ENSALADA COMPLETA

- *Ingredientes:*
  1 tz. de germen de trigo crudo
  1 tz. de zanahoria rallada
  1 aguacate picado
  1 tz. de cilantro picado
  1 pepino picado
  1 tz. de cebolla picada
     el jugo de 2 limones
     sal al gusto

Procedimiento: Mezclar todos los vegetales y espolvorear el germen de trigo.

ENSALADA DE APIO Y COCO

• *Ingredientes:*

    2 ramas de apio
    1 tz. de coco rallado fresco
    1/2 tz. de nuez picada
    1/2 tz. de nata batida

Procedimiento: Mezclar todos los ingredientes.

ENSALADA DE AROS

• *Ingredientes:*

    1 pimiento verde en rebanadas
    1 pimiento rojo en rebanadas
    1 cebolla en rebanadas
    1 c. de orégano
    3 c. de aceite de oliva
       sal al gusto

Procedimiento: Separar y mezclar bien las rodajas de los vegetales con el orégano y el aceite de oliva, agregar sal.

ENSALADA DE BERENJENA

• *Ingredientes:*

    1 berenjena grande
    1 jitomate picado
    1 cebolla picada
    1 manojito de perejil picado
    2 c. de aceite de oliva

Procedimiento: Cortar la berenjena en cuadritos y ponerla a remojar una hora en agua con sal, retirar el agua, escurrir y mezclar con todos los ingredientes.

ENSALADA RIVERA

* *Ingredientes:*
    1 escarola en tiritas
    250 g de queso en cuadritos
    1 aguacate en rebanadas
    1 pimiento rojo en cuadritos
    1 mango petacón en cuadritos
    50 g de nuez picada
    1/2 tz. de nata batida

Procedimiento: Apartar la nata, mezclar todos los ingredientes y aderezar con la nata.

ENSALADA DE CHAMPIÑONES CON TOFU

* *Ingredientes:*
    250 g de champiñones en tiritas
    2 manzanas rojas en tiritas
    150 g de tofu desmoronado
    2 c. de nata batida
    sal al gusto

Procedimiento: Mezclar todos los ingredientes.

ENSALADA ÁRABE

* *Ingredientes:*
    1 tz. de garbanzos cocidos
    2 tz. de ajonjolí
    3 dientes de ajos machacados
    1 tz. de perejil
    2 c. de mayonesa casera
    pizca de pimienta
    jugo de limón
    sal al gusto

Procedimiento: Mezclar todos los ingredientes, procurando que el perejil quede encima.

Ensalada alfi

• *Ingredientes:*

       2 tz. de alfalfa germinada
     100 g de alfalfa picada
       5 rábanos finamente picados
       3 jitomates en tiritas
     1/2 cebolla en rebanadas
       1 pimiento verde en rodajas
       2 tz. de lechuga picada
       2 aguacates picados
       3 c. de aceite de oliva
          sal al gusto

Procedimiento: Mezclar todos los ingredientes.

Ensalada de berenjena estilo Niza

• *Ingredientes:*

       1 berenjena grande
       2 jitomates picados
       1 cebolla picada
       1 lechuga pequeña picada
       3 c. de aceite de oliva
       2 dientes de ajo machacados
       2 huevos cocidos en tiras
      15 aceitunas picadas
       1 pimiento en tiritas
          sal al gusto

Procedimiento: Cortar a la mitad las berenjenas y ponerlas a desflemar en agua con sal 30 minutos. Enseguida cortarlas en tiras de 3 centímetros de largo y mezclar con todos los ingredientes.

Ensalada de berenjena dulce

• *Ingredientes:*
- 1 berenjena rallada
- 2 manzanas ralladas
- 100 g de nueces ralladas
- 2 c. de mascabado
- 1 c. de jugo de limón
- 4 c. de nata

Procedimiento: Mezclar todos los ingredientes.

Ensalada verde de requesón

• *Ingredientes:*
- 250 g de requesón
- 3 peras verdes en cuadritos
- 2 tz. de lechuga picada
- 1 rama de apio picado
- 100 g de almendras molidas

Procedimiento: Mezclar todos los ingredientes menos la almendra. Se sirve con la almendra espolvoreada.

Ensalada de zanahorias con cacahuates

• *Ingredientes:*
- 4 zanahorias ralladas
- 100 g de cacahuates en mitades
- 2 duraznos en cuadritos
- 4 hojas de lechuga picada
- yogur al gusto

Procedimiento: Mezclar todos los ingredientes.

Ensalada de manzanas y pimientos

* *Ingredientes:*
    4   manzanas en cuadritos
    3   pimientos en tiritas
    100 g de aceitunas
    1/2 tz. de jugo de manzana

Procedimiento: Mezclar todos los ingredientes.

Ensalada de espárragos

* *Ingredientes:*
    500 g de espárragos
    3   jitomates en cuadros
    1   manojo de berros picados
    1/4 de tz. de aceite de oliva
        sal al gusto

Procedimiento: Cocer al vapor los espárragos y cortarlos en trozos. Mezclar todos los ingredientes.

Ensalada de aguacate con aceitunas

* *Ingredientes:*
    2   tz. de aguacate en cuadritos
    1/2 tz. de guacamole
    100 g de aceitunas en rodajitas
    1   apio picado
        hojas de lechuga
        sal al gusto

Procedimiento: Mezclar todos los ingredientes y servir sobre hojas de lechuga.

ENSALADA DE ESPINACAS CON SALSA DE ALCAPARRAS

- *Ingredientes:*
  250 g de espinacas tiernas, cortadas en tiras finas

  Ingredientes salsa:
  - 2 c. de alcaparras picadas
  - 3 c. de mantequilla derretida
  - 2 huevos cocidos picados
  - 3 c. de aceite
    sal al gusto

Procedimiento: Mezclar perfectamente los ingredientes de la salsa. Poner las espinacas en una ensaladera y bañarlas con la salsa a su gusto.

ENSALADA ENERGÉTICA DE FRUTA

- *Ingredientes:*
  - 2 mameyes
  - 250 g de papaya
  - 100 g de ciruelas pasas remojadas
  - 2 manzanas
  - 100 g de dátiles
  - 100 g de jocoque

Procedimiento: Cortar en cuadritos todas las frutas, mezclarlas y poner encima el jocoque a cucharadas.

ENSALADA DE NOCHEBUENA

- *Ingredientes:*
  - 500 g de betabeles
  - 2 naranjas
  - 1 jícama mediana
  - 1/2 lechuga
  - 150 g de cacahuates pelados

100 g de fruta seca
  1 c. de mascabado

Procedimiento: Cocer los betabeles con poquita agua y el mascabado. Ya cocidos se cortan en rebanadas junto con los demás ingredientes, mezclar bien, rociar el agua de la cocción de los betabeles y adornar con los cacahuates.

ENSALADA DE FRUTA CON JOCOQUE

• *Ingredientes:*
    2 perones en cuadritos
    2 manzanas en cuadritos
    1 tallo de apio picado
 1/2 tz. de jocoque
   50 g de pasas
    2 c. de miel

Procedimiento: En una ensaladera mezclar los cuadritos de perón, manzana y el apio picado, verter encima el jocoque, esparza las pasas y rocíe la miel.

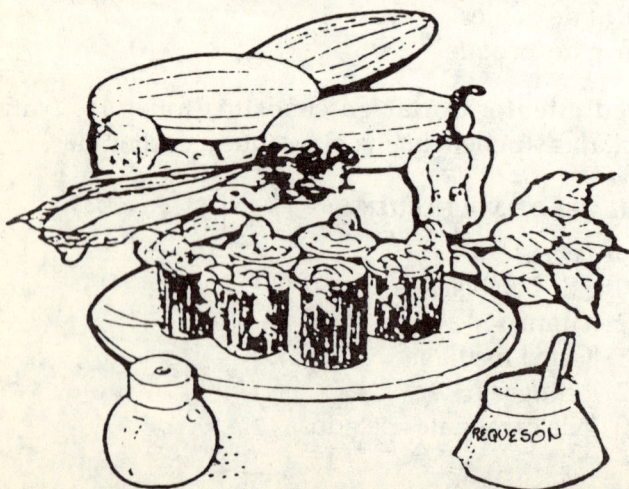

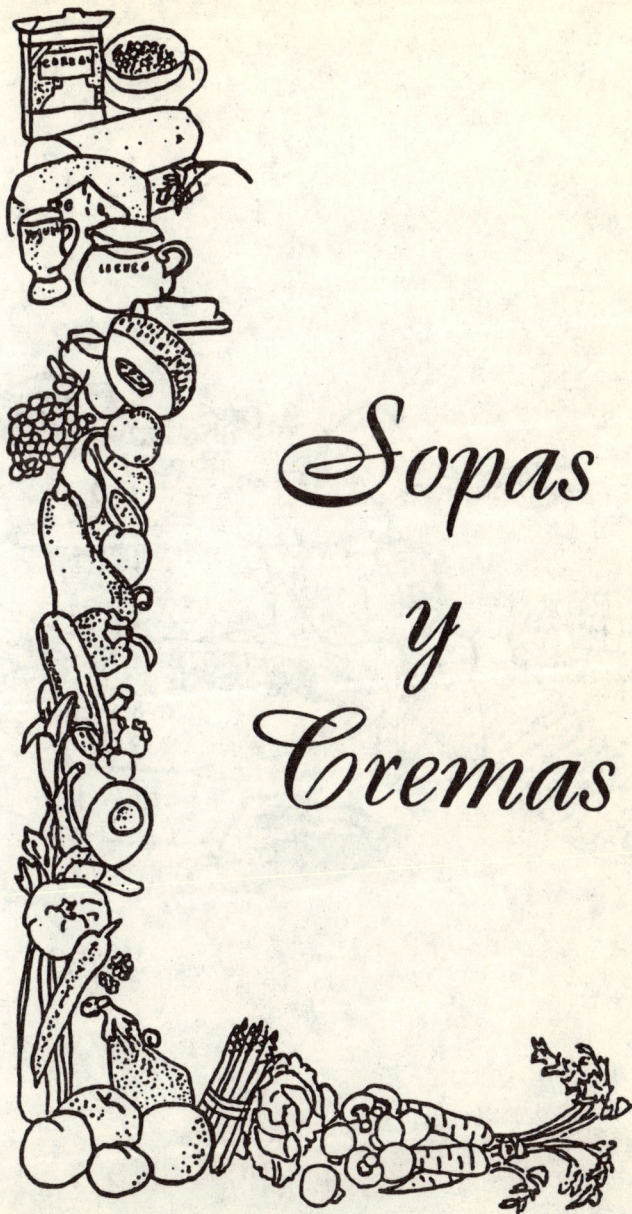

Sopas
y
Cremas

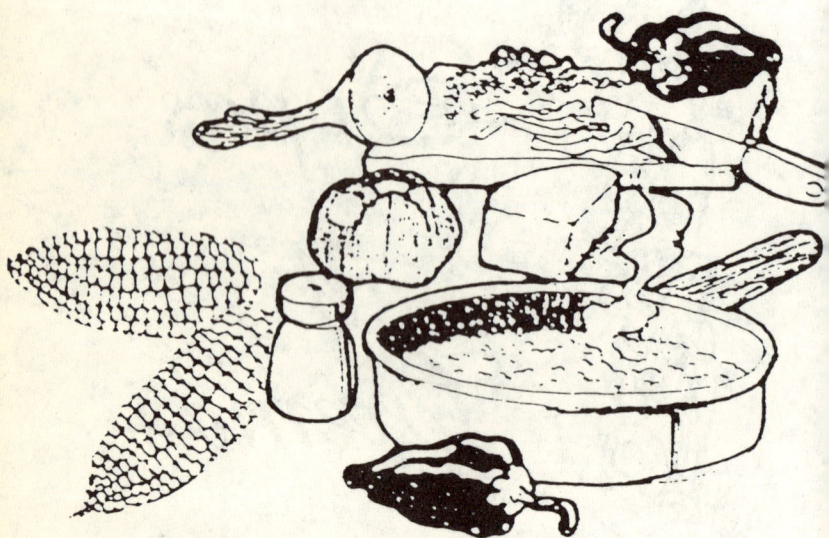

SOPA DE ALFALFA

• *Ingredientes:*
    150 g de alfalfa
      3 papas medianas
      1 zanahoria
      3 ramas de perejil picado
      2 c. de margarina vegetal
      1 trozo de cebolla picada
        sal al gusto

Procedimiento: Cocer al vapor las papas, la zanahoria y la alfalfa, licuarlas con poca agua; en una sartén acitronar la cebolla, agregar las verduras licuadas y el perejil, sazonar un poco y añadir el agua necesaria.

SOPA DE APIO

• *Ingredientes:*
      6 ramas de apio picadas
      1 cebolla en rebanadas
      2 dientes de ajo
      2 c. de aceite de oliva
        sal al gusto

Procedimiento: Acitronar la cebolla, el ajo y el apio, agregar un litro de agua y sal.

SOPA POBLANA

• *Ingredientes:*
      1 coliflor pequeña
      2 chiles poblanos asados en rajas
      3 jitomates
      1 trozo de cebolla

2 dientes de ajo
2 c. de aceite

Procedimiento: Cocer la coliflor en poca agua, aparte licuar el jitomate, la cebolla y el ajo y freírlo en aceite tibio, agregar la coliflor en trocitos y las rajas de chile, dejar sazonar un poco y añadir el agua suficiente.

SOPA DE JITOMATE

• *Ingredientes:*
  500 g de jitomate
    1 c. de azúcar morena
    1 cebolla
    1 litro de caldo de verdura
    1 c. de mantequilla vegetal
    1 hoja de laurel
    1 papa cocida
    1 raja de canela
       sal al gusto

Procedimiento: Cocer el jitomate picado, la cebolla picada, el laurel y la canela, enseguida licuar con la papa y freír en la mantequilla, agregar el caldo dejando hervir hasta que espese.

SOPA AZTECA

• *Ingredientes:*
    2 tz. de frijol negro cocido
    1 trozo de cebolla picada
    2 c. de aceite
   50 g de queso fresco rallado

Procedimiento: Acitronar la cebolla y agregar los frijoles licuados, sazonar y añadir dos tazas de agua hirviendo, mover para que se mezcle bien, retirar del fuego. Servir con queso espolvoreado.

SOPA DE HABAS Y NOPALES

• *Ingredientes*:
    2   tz. de habas remojadas
    4   nopales picados
    2   jitomates
  1/2   cebolla picada
    2   ajos picados
    2   c. de aceite
    2   ramas de cilantro
        sal al gusto

Procedimiento: Cocer las habas con agua, aparte freír el jitomate, la cebolla y el ajo, agregar las habas cocidas, los nopales cocidos en su jugo y las dos ramas de cilantro.

SOPA DE TORTILLA CON CALDO DE FRIJOL

• *Ingredientes:*
   12   tortillas
    4   tz. de caldo de frijol espeso
    1   jitomate grande
  1/2   cebolla picada
    1   diente de ajo picado
    2   ramas de epazote picado
        aceite (el necesario)

Procedimiento: Cortar las tortillas en tiras, freírlas y retirar el exceso de aceite con servilletas de papel. En una cucharada de aceite freír la cebolla, el ajo, el epazote y el jitomate asado y licuado, enseguida adicionar el caldo de frijol con las tortillas, mezclar bien sin romper las tortillas. Servir con un poco de queso encima.

SOPA DE JITOMATE Y TAPIOCA

* *Ingredientes:*
  500 g de jitomate
    3 c. de tapioca cocida
    1 litro de caldo de verdura
    1 cebolla pequeña picada
    3 c. de aceite
       sal al gusto

Procedimiento: Acitronar la cebolla, enseguida agregar el jitomate asado y licuado, sazonar un poco y añadir el caldo y la tapioca, dejar hervir cinco minutos.

SOPA DE BERRO Y PAPA

* *Ingredientes:*
    4 tz. de berros
    1 papa grande
    1 cebolla picada
    1 c. de mantequilla
    1 litro de caldo de verdura
       pizca de pimienta
       sal al gusto

Procedimiento: Cocer los berros y las papas al vapor por separado. Se acitrona la cebolla y se agregan los berros y la papa licuados, sazonar con la pimienta y la sal, añadir el caldo de verdura y dejar hervir tres minutos más a fuego lento.

SOPA DE BRÓCOLI

• *Ingredientes:*

   1 brócoli grande en trozos
   1 litro de agua
   2 dientes de ajo
1/4 de cebolla
   1 c. de mantequilla vegetal
100 g de queso Oaxaca deshebrado
1/2 tz. de crema agria
     pizca de pimienta
     sal al gusto

Procedimiento: Hervir el agua con los ajos y la cebolla, dejar a fuego lento y agregar el brócoli, cuando esté tierno añadir la sal, la pimienta y el queso. Servir con una cucharada de crema agria.

SOPA DE NUEZ

• *Ingredientes:*

   4 tz. de col picada
   3 jitomates
1/2 cebolla
   2 dientes de ajo
   8 ciruelas pasas deshuesadas
150 g de nuez molida
150 g de nuez picada
   2 tz. de queso panela en cuadritos
     aceite de oliva (el necesario)

Procedimiento: Moler y freír el jitomate con la cebolla, ajos y ciruelas pasas. Adicionar litro y medio de agua, al dar el primer hervor bajar a fuego lento, agregar todos los ingredientes menos el queso. Retirar del fuego cuando la col esté suave. Servir con cuadritos de queso.

SOPA DE FIDEOS INTEGRALES

• *Ingredientes:*
  150 g de fideos integrales
    2 jitomates
    1 trozo de cebolla
    2 dientes de ajo
    1 manojo de espinacas
    5 c. de aceite
    2 litros de agua
       sal al gusto

Procedimiento: Dorar los fideos con cinco cucharadas de aceite, escurrir el aceite y agregar el jitomate licuado con la cebolla y el ajo, mover constantemente, cuando se seque el jitomate agregar el agua, cocer a fuego lento la sopa, unos minutos antes de retirar de la lumbre añadir las espinacas limpias.

SOPA DE MAÍZ

• *Ingredientes*:
      2 tz. de maíz cocido
      2 elotes recios desgranados
1 1/2 litros de caldo vegetal
      1 cebolla chica picada
      2 c. de aceite
         sal al gusto

Procedimiento: Dorar los granos de elote, agregar la cebolla, acitronarla ligeramente, añadir el caldo junto con el maíz. Cocer durante 10 minutos más.

SOPA DE BRUSELAS

• *Ingredientes*:

250 g de coles de Bruselas
200 g de ejotes cortados a la mitad
1 c. de aceite
1 c. de mantequilla vegetal
1 huevo cocido
1 1/2 litros de agua
sal al gusto

Procedimiento: Cocer las coles y los ejotes, cuando estén tiernos agregar el aceite, la mantequilla, la yema de huevo rallada y la clara en cuadritos.

SOPA DE QUESO Y PEREJIL

• *Ingredientes*:

3 jitomates
1 cebolla picada
1 litro de caldo de verduras
2 huevos
1 c. de harina
200 g de queso en cuadritos
1/2 tz. de perejil picado
2 c. de aceite
sal al gusto

Procedimiento: Freír la cebolla y el jitomate, agregar el caldo, la harina y los huevos batidos, mover constantemente, sazonar con sal. Añadir el queso y el perejil. Retirar del fuego cuando se empiece a fundir el queso.

GAZPACHO

- *Ingredientes*:
    - 1 litro de puré de jitomate
    - 2 pepinos en cuadritos
    - 2 pimientos verdes en cuadritos
    - 3 aguacates picados
    - 1/4 de tz. de aceite de oliva
    - 1/4 de tz. de vinagre de manzana
    - 1/2 c. de semillas de apio
        - sal, pimienta y pan integral al gusto

Procedimiento: Mezclar todos los ingredientes en un recipiente o en una sopera y refrigerar. Se sirve con rebanadas de pan integral.

SOPA DE QUELITE BLANCO

- *Ingredientes*:
    - 1 manojo grande de quelites blancos
    - 2 dientes de ajo
    - 1 chile piquín
    - 1 trozo de cebolla
    - 2 c. de harina integral
    - 2 c. de aceite
        - sal al gusto

Procedimiento: Cocer los quelites a vapor sin las ramas que tengan muchas hebras. Aparte dorar ligeramente la harina en el aceite, agregar poquita agua para que no se hagan grumos, enseguida añadir los quelites licuados con el ajo, la cebolla y el chile, sazonar con sal unos minutos y adicionar un litro de agua caliente, hervir cinco minutos más.

SOPA FRÍA DE ACELGAS

• *Ingredientes*:

500 g de acelgas picadas
  3 c. de mantequilla vegetal
1/4 de c. de pimienta molida
  1 tz. de crema
  2 tz. de pepinos picados
  3 huevos cocidos picados
     sal de limón o de ajo al gusto

Procedimiento: Acitronar las acelgas en la mantequilla, agregar un litro de agua. Cuando estén suaves las acelgas se sazona con sal y pimienta durante unos minutos. Dejar enfriar un poco y refrigere. Servir con una cucharada de crema y dos cucharadas de pepino picado en el fondo del plato, verter la sopa, adornar con huevo y agregarle unas gotas de limón.

SOPA SUPREMA DE ALCACHOFAS

• *Ingredientes*:

  1 c. de mantequilla
  2 c. de cebolla finamente picada
  1 diente de ajo machacado
  1 tz. de puré de alcachofas
  4 tz. de caldo vegetal
  1 tz. de agua
1/4 c. de pimienta blanca
  3 corazones grandes de alcachofas picados
  3 c. de harina de trigo integral
  1 tz. de leche
     sal al gusto

Procedimiento: Freir en la mantequilla los corazones de alcachofa picados, agregar la cebolla con los ajos y acitronarlos, añadir el puré de alcachofas, el caldo, la sal y la pimienta. Hervir con fuego bajo 10 minutos y adicionar la leche con la harina diluida, mover constantemente hasta que se espese la sopa.

SOPA DE PIMIENTO ROJO

• *Ingredientes*:
    2 pimientos rojos
    4 papas grandes cocidas
    2 c. de mantequilla vegetal
    1 cebolla mediana
    2 c. de perejil picado
    2 huevos cocidos
    2 litros de agua
       sal y pimienta al gusto

Procedimiento: Licuar las papas sin quitar la cáscara, la cebolla, un pimiento y medio sin semillas en medio litro de agua. Sofreir la mitad del pimiento en cuadritos y el perejil en la mantequilla, enseguida agregar el licuado, sazonar con sal y pimienta y adicionar el agua restante previamente hervida, dejar cocer sólo unos minutos más. Servir con huevo picado.

SOPA TARDES LLUVIOSAS

• *Ingredientes*:
    4 elotes desgranados
    2 tz. de masa de maíz
  500 g de guías de chayote
    1 ramita de epazote
    2 chiles serranos sin semillas
    6 tazas de agua
       sal al gusto

Procedimiento: Disolver la masa en tres tazas de agua y ponerla a hervir junto con los granos de tres elotes, mover constantemente. Aparte licuar las guías de chayote con los granos de elote restantes, el chile, el epazote y el agua restante, verter el licuado al atole de masa, sazonar con sal y cocer hasta que los elotes estén suaves.

SOPA DE PEREJIL

• *Ingredientes*:
   7 c. de perejil picado
   4 papas en cubitos
   4 dientes de ajo
   1 cebolla picada
   1 jitomate grande picado
   3 c. de aceite

Procedimiento: Freir en el aceite la cebolla, el ajo y el jitomate, agregar tres tazas de agua y las papas, mantener a fuego medio hasta que se cuezan, antes de retirar expolvoree el perejil.

SOPA DE ARROZ CON LENTEJAS

• *Ingredientes*:
     2 tz. de arroz integral cocido
   250 g de lentejas remojadas
     1 cebolla grande picada
     2 jitomates picados
     3 c. de aceite
       sal al gusto

Procedimiento: Cocer las lentejas en el agua de remojo con poca sal, cuando se hayan cocido agregar la cebolla y el jitomate previamente sofritos con el arroz, hervir cinco minutos más.

CREMA DE CHAYOTE

• *Ingredientes*:
    3 tz. de chayotes cocidos en su jugo
    1 papa cocida
    1/2 litro de leche
    1 trozo de cebolla picada
    2 c. de mantequilla vegetal
    sal al gusto

Procedimiento: Acitronar ligeramente la cebolla y agregar dos tazas de chayote licuado con la papa en suficiente agua, cuando empiece a hervir añadir la leche y la taza de chayotes, cocinar a fuego lento cinco minutos.

CREMA DE LECHUGA

• *Ingredientes*:
    1 lechuga en rebanadas
    1 c. de harina integral
    1 c. de mantequilla vegetal
    1/2 cebolla en rebanadas
    1/2 tz. de leche

Procedimiento: Remojar la cebolla en agua con sal durante media hora, escurrir, mezclar en un recipiente la cebolla con la lechuga y la leche, cocinar a fuego lento cinco minutos; agregar el caldo y la harina ligeramente dorada en la mantequilla, hervir unos minutos. Servir con el queso rallado encima.

CREMA DE FLOR DE CALABAZA

- *Ingredientes*:
    - 2 manojos de flor de calabaza
    - 1 papa cocida
    - 1 pimiento en rajas
    - 1/2 cebolla picada
    - 5 hojas de col picadas
    - 2 c. de mantequilla vegetal

Procedimiento: Hervir durante cinco minutos litro y medio de agua, agregar la flor de calabaza, la cebolla, papa, col y el pimiento acitronados y licuados, hervir cinco minutos más.

CREMA DE AGUACATE

- *Ingredientes*:
    - 1 tz. de cebolla picada
    - 1 tz. de perejil picado
    - 2 c. de mantequilla vegetal
    - 4 c. de harina integral
    - 1/2 litro de leche
    - 1 tz. de agua
    - 2 tz. de puré de aguacate
        sal y pimienta al gusto

Procedimiento: Sofreír la cebolla con el perejil, agregar la harina y freir ligeramente, adicionar la leche mezclada con el agua caliente, sazonar con sal y pimienta, mover contínuamente hasta que espese. Retirar de la lumbre, cuando se enfríe mezclar con el puré de aguacate.

CREMA DE HUITLACOCHE

• *Ingredientes*:
   500 g de huitlacoche
     2 elotes tiernos desgranados
     1 cebolla chica picada
     2 tz. de caldo vegetal
     1 tz. de leche
   1/2 tz. de crema vegetal
     1 c. de mantequilla vegetal
        sal al gusto

Procedimiento: Acitronar los granos de elote con la cebolla, agregar el huitlacoche licuado con el caldo, al dar el primer hervor añadir la leche y la crema, dejar unos momentos más y retirar.

CREMA DE ELOTE CRIOLLA

• *Ingredientes*:
     3 elotes tiernos desgranados
     1 c. de harina integral
     2 calabacitas en cuadritos
   1/2 tz. de crema
   1/4 de litro de leche

Procedimiento: Licuar los granos de elote con la harina y agua, cocinar sin dejar de mover hasta que se cuezan el elote, agregar la leche y las calabacitas; cuando empiece a hervir adicionar la crema, dejar a fuego lento hasta que se cuezan las calabazas.

CREMA FRÍA DE HINOJO

• *Ingredientes:*

    1 bulbo de hinojo
    2 dientes de ajo
    1 ramita de tomillo
    2 ramitas de perejil
    1 rabanada de pan integral tostado
    1 yema de huevo
    1 tz. de yogur natural
      pizca de pimienta
      paprika
      sal al gusto

Procedimiento: En dos tazas de agua poner el hinojo con el tomillo, enseguida licuarlos con el ajo y el perejil. Aparte licuar la rebanada de pan tostado, la yema y el yogur; en un recipiente mezclar los dos licuados y poner unos minutos a la lumbre sin dejar de mover, una vez que esté frío refrigerar.

CREMA DE GARBANZOS PICANTE

• *Ingredientes:*

    250 g de garbanzos cocidos
      3 chiles pasilla dorados
      2 dientes de ajo
      3 c. de aceite
      3 tz. de caldo de garbanzos
        sal al gusto

Procedimiento: Licuar en un poco de caldo de los garbanzos el chile pasilla y los ajos. Freír en aceite tibio el chile licuado, agregar los garbanzos licuados con tres tazas de caldo. Hervir cinco minutos para que se incorporen los ingredientes.

CREMA DE AVENA

• *Ingredientes:*

4 c. de avena integral
1 c. de harina integral
1 c. de aceite
1/2 litro de caldo de verduras
1 rama de apio picado
1/2 tz. de nata
1 tz. de champiñones
pizca de nuez moscada en polvo
sal al gusto

Procedimiento: Dorar ligeramente la avena y el harina en el aceite, adicionar la nata y el caldo, hervir durante 15 minutos; agregar los champiñones en trocitos y retirar del fuego.

CREMA DE PORO Y APIO

• *Ingredientes:*

2 poros medianos
2 ramas de apio
3 tz. de agua
1 cebolla chica picada
2 tz. de leche
4 cebollitas cambray en rebanadas delgadas
1 c. de mantequilla vegetal
sal al gusto

Procedimiento: Cocer el poro y el apio en agua, una vez que estén cocidos licuarlos y vaciar sobre la cebolla acitronada en la mantequilla, unos minutos después agregar la leche, hervir cinco minutos. Sirva con rebanadas de cebollitas sobre la crema.

CREMA DE BRÓCOLI

• *Ingredientes:*
  250 g de brócoli
    1 papa mediana
  1/4 de cebolla picada
    1 c. de mantequilla vegetal
    2 tz. de agua
    3 tz. de leche
      sal al gusto

Procedimiento: Cocer el brócoli y la papa al vapor. Aparte acitronar la cebolla con la mantequilla, agregar el brócoli y la papa licuados con el agua, hervir a fuego lento cinco minutos. Mover continuamente, adicionar la leche y cocer cinco minutos más.

CREMA DE MAÍZ

• *Ingredientes:*
    300 g de maíz
  1 1/2 tz. de caldo vegetal
    1/2 tz. de puré de tomate
      1 cebolla picada
      1 c. de mantequilla
      1 tz. de crema
        sal al gusto

Procedimiento: Freír la cebolla con el puré en la mantequilla, agregar la mitad de maíz molido y diluido en el caldo y la otra mitad de granos de maíz cocidos, una vez que los granos de maíz molidos estén cocidos retirar del fuego y añadir la crema.

CREMA DE YUCA

• *Ingredientes:*
  500 g de yuca
1 1/2 litros de agua
    1 c. de perejil
    1 c. de apio
    1 c. de aceite
  1/2 tz. de crema natural
       sal al gusto

Procedimiento: Hervir la yuca con el agua y el aceite, una vez que esté cocida licuarla y volver a poner al fuego con el perejil, el apio y la crema, cocer durante tres minutos y retirar.

CREMA DE BETABEL

• *Ingredientes:*
    1 betabel grande en trozos
    1 papa grande
    1 cebolla chica picada
    3 tz. de agua
    2 tz. de leche
    2 c. de mantequilla
       sal al gusto

Procedimiento: Cocer el betabel junto con la papa en el agua. En un recipiente acitronar la cebolla y añadir la verdura licuada, después de dar el primer hervor agregar la leche, dejar hervir cinco minutos a fuego lento.

SOPA DE FLOR DE CALABAZA

• *Ingredientes:*

2 manojos de flor de calabaza
2 poros
2 elotes desgranados
1 elote en trozos
4 calabacitas
1 rama de epazote
1 trozo de cebolla
3 dientes de ajo
3 jitomates
2 cucharadas de aceite
   sal al gusto

Procedimiento: En una sartén con el aceite tibio freír el jitomate, la cebolla y el ajo licuados, agregar el elote y el poro, cuando estén casi cocidos incorporar el resto de los ingredientes y el agua hervida necesaria.

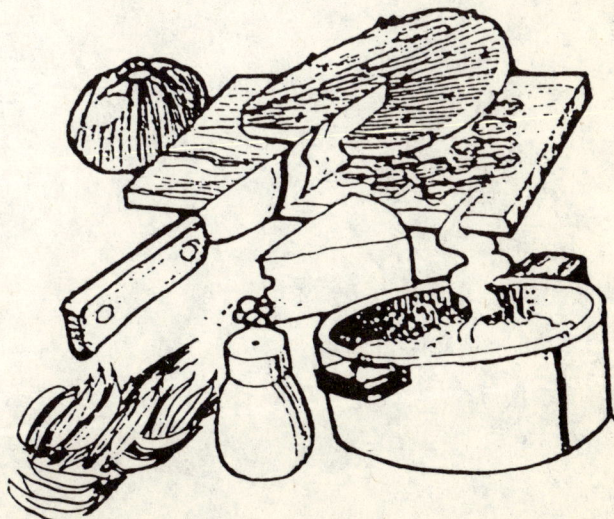

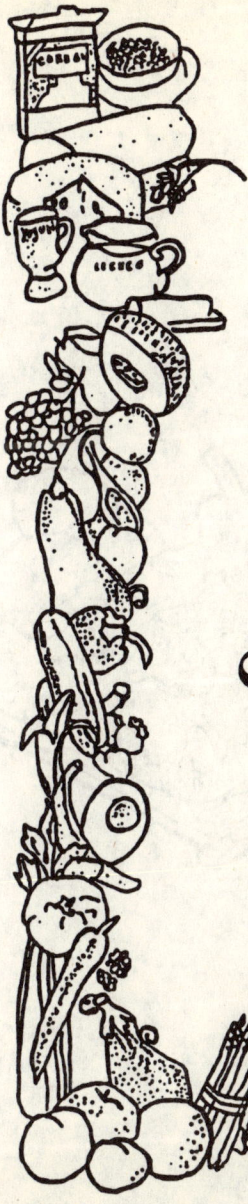

Guisos

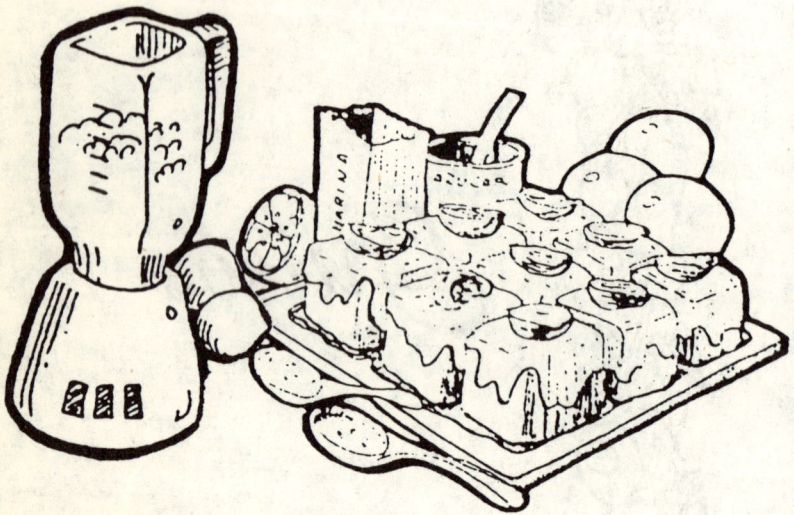

ALBÓNDIGAS EN SALSA

• *Ingredientes:*

1 1/2 tz. de carne de soya molida	1 huevo
1/2 tz. de leche	1 c. de orégano
8 c. de ajonjolí	2 jitomates grandes
1/2 tz. de pan molido integral	2 zanahorias en cuadritos
1/2 cebolla picada	1 chile serrano
	2 dientes de ajo
	sal al gusto

Procedimiento: Remojar la soya en agua caliente durante 20 minutos, escurrirla y mezclar con la leche, el huevo, la cebolla, el ajonjolí, el orégano y el pan; formar las bolitas. Aparte licuar el jitomate, el ajo y el chile, freír esta mezcla y agregar tres tazas de agua. Una vez que empiece a hervir bajar el fuego y añadir las albóndigas con la zanahoria, retirar del fuego cuando estén cocidas.

CROQUETAS DELICIA

• *Ingredientes:*

1 1/2 tz. de carne de soya molida	1/2 tz. de pan molido integral
1/2 tz. de leche	1/2 cebolla picada fina
1 tz. de arroz integral cocido	1/2 c. de orégano picado
8 c. de ajonjolí	1 c. de ajo en polvo
	5 hojas de hierbabuena picada
	aceite (el necesario)
	sal al gusto

Procedimiento: Remojar durante 20 minutos la carne de soya en un litro de agua caliente con sal. Escurrirla y mezclarla con todos los ingredientes menos el aceite, formar las croquetas comprimiendo con la mano, freírlas y quitar el exceso de aceite con un trapo o con servilletas de papel.

PICADILLO DE SOYA

• *Ingredientes:*

1 1/2 tz. de carne de soya
    molida
1 papa en cuadritos
1 zanahoria en
    cuadritos
1/2 tz. de chícharos
    tiernos
2 jitomates grandes
10 aceitunas

1/2 cebolla
3 dientes de ajo
3 c. de pasitas
2 c. de salsa de soya
1 c. de vinagre de
    manzana
1 chile seco
4 c. de aceite
    sal al gusto

Procedimiento: Freír las zanahorias, las papas, los chícharos, luego las aceitunas, las pasitas y la cebolla; añadir el jitomate licuado con el chile, el vinagre, la salsa de soya, la pimienta y la sal, dejar hervir tres minutos e incorporar la carne de soya, hervir 10 minutos más a fuego lento.

PIBIL VEGETARIANO

• *Ingredientes:*

3 elotes desgranados
1/2 col chica en
    rebanadas
1/2 cebolla en medias
    lunas
4 dientes de ajo
    picados

1/3 del contenido del
    paquete de achiote
1 c. de vinagre
    pizca de azúcar
    pizca de pimienta
    molida
    el jugo de 2
    naranjas ácidas
    sal al gusto

Procedimiento: Freír los granos de elote, la col, la cebolla y los ajos; añadir el achiote diluido en el jugo de naranja con el vinagre, la pimienta y el azúcar. Sazonar unos minutos a fuego lento.

TOSTADAS VEGETARIANAS

• *Ingredientes:*

  12 tortillas tostadas
   2 tz. de puré de frijol seco
  12 rebanadas de jitomate
  12 rebanadas de cebolla
  12 rebanadas de queso panela
   1 aguacate grande en rebanadas
   2 tz. de lechuga en tiras
    chile serrano al gusto
   1 tz. de nata batida

Procedimiento: Untar las tostadas con el puré de frijoles, poner una rebanada de cada uno de los ingredientes y una cucharada de nata batida encima.

CHAMPIÑONES AL PEREJIL

• *Ingredientes:*

   1 kg de champiñones en trocitos
   1 manojo grande de perejil picado
 1/2 cebolla picada
   2 dientes de ajo picados
   1 c. de mantequilla vegetal
    sal al gusto

Procedimiento: Cocer los champiñones al vapor; freír la cebolla, el perejil y los ajos, agregar esta mezcla a los champiñones cuando estén casi cocidos; terminar de cocer y retirar de la lumbre.

Setas en su tinta

• *Ingredientes:*

400 g de setas
desmenuzadas

250 g de huitlacoche

4 dientes de ajo
picados

12 aceitunas picadas

1/2 cebolla en medias
lunas

1 trozo de cebolla
picada

3 C. de aceite

1 pizca de pimienta
molida

sal al gusto

Procedimiento: Fría la cebolla picada con el ajo y las aceitunas, agregue el huitlacoche licuado con la cebolla, pimienta y sal; hierva cinco minutos, añada las setas desmenuzadas, cueza a fuego lento durante cuatro minutos.

Croquetas de espinacas

• *Ingredientes:*

1 manojo grande de
espinacas

2 huevos

1/2 cebolla picada
finamente

1/2 tz. de queso rallado
harina (la necesaria)
aceite (el necesario)
sal al gusto

Procedimiento: Cocer las espinacas al vapor, retirarlas del fuego y cortarlas finamente; mezclar las espinacas con todos los ingredientes y freírlas en un poco de aceite. Servirlas con caldo de jitomate.

Coliflor a la española

• *Ingredientes:*

    1 coliflor mediana
    4 dienfes de ajo picados
    3 ramas de perejil picado
    50 g de aceitunas picadas
    3 C. de aceite

Procedimiento: Cocer la coliflor, cortarla en trocitos, ponerla en un molde con los ingredientes restantes, hornearla hasta que dore un poco.

Rajas de poblanos con elote

• *Ingredientes:*

    5 elotes desgranados   2 papas cocidas
       y cocidos   3 C. de aceite
    4 chiles poblanos   200 g de queso rallado
    1 cebolla en rodajas   1 tz. de nata batida

Procedimiento: Acitronar la cebolla y los chiles poblanos asados y cortados en rajas, agregar los elotes y las papas; freír un poco más para añadir la nata, retirar del fuego y espolvorear el queso.

Chilaquiles verdes

• *Ingredientes:*

    12 tortillas   2 bisteces de giuten
    500 g de tomate verde   asados
    2 chiles serranos   1 tz. de queso rallado
    1 manojo de cilantro   1 tz. de nata batida
    2 dientes de ajo   1 c. de aceite
    1 trozo de cebolla

Procedimiento: Cortar las tortillas en triángulos y dorarlas, licuar el tomate, el ajo, la cebolla y el cilantro; freír este licuado en una cucharada de aceite e incorporarlo a las tortillas, poner encima los bisteces en tiras, el queso y la nata.

Verdolagas adobadas

• *Ingredientes:*

500 g de verdolagas	3 chiles chipotles adobados
500 g de champiñones picados	2 dientes de ajo
3 jitomates	1 rama de epazote
	3 c. de aceite
	sal al gusto

Procedimiento: Licuar los chiles sin semilla con los jitomates y el ajo, freír la salsa en aceite tibio; hervir cinco minutos a fuego suave, agregar el resto de los ingredientes, retirar del fuego cuando estén cocidas las verduras.

Pay de brócoli

• *Ingredientes:*

1 1/2 tz. de pasta para pay	2 huevos batidos
1 tz. de brócoli	pizca de nuez moscada
1 tz. de queso cottage	
1/4 de leche búlgara	

Procedimiento: Batir el queso cottage con la leche búlgara a baja velocidad, agregar los huevos y la nuez moscada. Vaciar esta mezcla sobre la pasta para pay que estará colocada en un molde engrasado; por último, acomodar encima el brócoli finamente picado. Hornear a 180°C hasta que esté esponjado y dorado.

CACEROLA MEXICANA

• *Ingredientes:*

1	kg de espinacas cocidas al vapor	1/2	tz. de pasas
1	pimiento picado	1	jitomate grande picado
1	cebolla grande picada	1	tz. de queso cottage
5	tallos de apio picados	3/4	de queso manchego
		1/2	c. de canela

Procedimiento: Cocer al vapor los pimientos, la cebolla, el apio, las pasitas, la canela y la pimienta; agregar el jitomate licuado y dejar hervir unos minutos. En un molde engrasado poner la mitad de las espinacas, bañarlas con la mitad de la mezcla, y cubrir con el queso cottage, agregar la otra mitad de las espinacas, la mezcla restante y espolvorear el queso rallado. Hornear a 160°C durante 40 minutos aproximadamente.

AGUACATE ESPECIAL

• *Ingredientes:*

1	aguacate grande en trocitos	1/2	tz. de yogur
2	jitomates grandes en trocitos	2	c. de semillas de girasol
1	tz. de crema natural		sal al gusto

Procedimiento: Poner a fuego suave la crema con las semillas y una poca de sal, sazonar durante unos minutos y agregar el jitomate, después de un minuto añadir el aguacate con la sal.

Aspic de jitomate y laurel

• *Ingredientes:*

2 c. de grenetina

1/2 tz. de agua fría

4 tz. de jugo de
jitomate

1 hoja de laurel

1 cebolla chica en
rebanadas

1 rama de apio
picado

2 clavos

1 c. de azúcar

1 c. de jugo de limón
sal al gusto

Procedimiento: Diluir la grenetina en agua fría; mezclar el jugo de jitomate con los ingredientes restantes y ponerlos a fuego lento; hervir durante ocho minutos, colar el líquido caliente y adicionar la grenetina diluida. Verter en un molde mojado y refrigerar hasta que cuaje.

Pozole verde

• *Ingredientes:*

150 g de pepitas
ligeramente tostadas

300 g de tomate verde

5 hojas de lechuga

1/2 cebolla

10 dientes de ajo

5 ramas de cilantro

3 ramas de epazote

2 pimientas

3 chiles serranos
asados sin semilla

1 tortilla dorada

1 kg de maíz para
pozole

1 manojo de rabanitos
picados

1/2 lechuga picada
orégano
chile piquín
sal

Procedimiento: Licuar los primeros diez ingredientes, poner al fuego este licuado con los granos de maíz cocidos previamente, sazonar con una poca de sal. Servir con rabanitos, lechuga, orégano espolvoreado y chile piquín, al gusto.

Aguacates rellenos de huitlacoche y queso

• *Ingredientes:*

4 aguacates maduros pero firmes	2 c. de mantequilla vegetal
500 g de huitlacoche picado	4 c. de aceite de oliva
5 dientes de ajo picados	4 rebanadas de queso panela
1 cebolla picada	8 hojas de lechuga
6 ramitas de epazote	jugo de limón
	vinagre de manzana
	sal al gusto

Procedimiento: Acitronar la cebolla y el ajo en la mantequilla derretida con aceite, se agrega el huitlacoche y el epazote y se sazona con sal. Los aguacates pelados, cortados a la mitad a lo largo y bañados con aceite de oliva, limón y vinagre rellenarlos con la mezcla cuando esté fría. Colocar una rebanada de queso encima y servir en las hojas de lechuga.

Chayotes empanizados

• *Ingredientes:*

1 kg de chayotes cocidos enteros	1 tz. de pan molido integral
4 huevos	aceite (el necesario)

Procedimiento: Pelar los chayotes y cortarlos en rebanadas gruesas a lo largo, pasar las rebanadas por el huevo ligeramente batido, espolvorearlas con pan molido y freírlas. Retirar el exceso de grasa con una servilleta o con papel estraza, servir los chayotes con caldo de jitomate.

EMPANADAS DE ESPINACA

- *Ingredientes para la pasta*:
  - 1   tz. de harina integral
  - 1   tz. de germen de trigo
  - 1/2 tz. de harina blanca
  - 1/2 c. de royal
  - 1   c. de aceite

- *Ingredientes Relleno*:
  - 1   manojo de espinacas
  - 1   pimiento en rajitas
  - 1   cebolla cortada en medias lunas
  - 1   jitomate pequeño picado
      sal al gusto

Procedimiento: Mezclar las harinas con el royal y la sal, se le agrega el aceite y una taza de agua helada, amasar hasta formar una pasta suave y que repose 30 minutos. Dividir la pasta en 16 porciones iguales. Aparte, acitronar la cebolla con los chiles, agregar el jitomate y las espinacas. Con cada porción hacer tortillitas, rellenarlas con las espinacas guisadas, cerrarlas dándoles la forma de empanadas, pasarlas por la harina y freírlas, quitar la grasa con un papel de estraza.

ARROZ ESTILO IRANÍ

- *Ingredientes*:
  - 250 g de arroz remojado
  - 150 g de almendras remojadas y picadas
  - 50 g de perejil
  - 50 g de cilantro
  - 50 g de hinojo
  - 50 g de cebollitas cambray
  - 4   c. de mantequilla vegetal
  - 1/2 c. de sal

Procedimiento: Cocer el arroz en medio litro de agua y sal, antes de que termine de cocerse agregar las almendras, los vegetales picados y la mantequilla, tapar y dejar cocinando a fuego lento hasta que se termine de cocer.

ALCACHOFAS HORNEADAS

• *Ingredientes:*

1 kg de alcachofas
1 tz. de perejil

1/2 tz. de ajo picado
aceite (el necesario)
sal al gusto

Procedimiento: Cortar las hojas de las alcachofas y abrirlas un poco para condimentarlas con aceite y sal, colocar las hojas en un molde y hornearlas. Un poco antes de retirarlas del horno añadir el ajo, el perejil y un poco más de aceite. Dejar las alcachofas en el horno hasta que se terminen de cocer.

TINGA POBLANA

• *Ingredientes:*

2 tz. de soya
  texturizada
10 g de achiote
  disuelto en agua
2 ajos machacados
1 kg de jitomate asado

1 chipotle adobado
1 trozo de cebolla
2 dientes de ajo
3 c. de aceite
  sal al gusto

Procedimiento: Remojar la soya en agua caliente durante 20 minutos, escurrir y agregar el achiote; dejar reposar una hora. Aparte licuar los jitomates con el chile, la cebolla y el ajo, freír la mezcla en un poco de aceite. Adicionar la soya, dejarla hervir hasta que esté cocida, agregar poquita agua si es necesario.

ALBÓNDIGAS DE PAN RALLADO

• *Ingredientes:*

1 jitomate grande	1 huevo
1 trozo de cebolla	2 c. de apio
1 diente de ajo	finamente picado
2 c. de aceite	50 g de mantequilla
1 tz. de pan rallado	vegetal derretida
integral	sal al gusto

Procedimiento: Licuar el jitomate con la cebolla y ajo, enseguida freírlo y agregar dos tazas de agua. Se mezcla el pan con el huevo, el apio y la mantequilla, formar las albóndigas. Después de que haya hervido cinco minutos el caldo de jitomate, agregar las albóndigas, cocer durante cinco minutos más a fuego lento.

BISTEC DE SETAS

• *Ingredientes:*

- 500 g de setas grandes
- 150 g de queso fresco rallado
- 3 c. de pimiento finamente picado
- 2 tz. de pan molido integral
  - leche (la necesaria)
  - aceite
  - sal al gusto

Procedimiento: Cortar en rebanadas gruesas las setas, ponerlas a remojar con la leche, el queso, el pimiento y la sal durante veinte minutos. Empanizar cada una de las setas y freír en un poco de aceite, retirar el exceso de éste con una servilleta.

CARNE DE GLUTEN EN SALSA DE NUEZ

• *Ingredientes:*

1 kg de bistec de gluten en trozos
250 g de nuez picada
1 rebanada de pan integral frito
1 cebolla picada
2 c. de ajonjolí ligeramente tostado
2 jitomates grandes asados

1 rajita de canela asada
1 clavo
2 chiles guajillos asados y hervidos
1 chile ancho asado y hervido
250 g de plátano macho picado
1/4 tz. de aceite
sal al gusto

Procedimiento: Freír en aceite tibio todos los ingredientes licuados, menos el gluten; dejar sazonar unos minutos y agregar el bistec en trozos con poca agua. Retirar del fuego cuando el bistec esté cocido.

HUITLACOCHE CON ELOTE

• *Ingredientes:*

250 g de huitlacoche
3 elotes tiernos desgranados
4 calabacitas picadas
2 chiles poblanos asados en rajas

2 dientes de ajo picados
1/2 cebolla picada
3 c. de aceite
sal al gusto

Procedimiento: Freír el ajo y la cebolla, enseguida agregar el elote, el huitlacoche, las calabacitas, el epazote y sal, antes de que se cuezan los vegetales añadir las rajas de poblano.

Albóndigas de arroz y ajonjolí

• *Ingredientes:*

1 tz. de arroz integral cocido	2 c. de harina de trigo integral
50 g de semillas de ajonjolí	1/8 de c. de pimienta aceite
1/4 de tz. de leche	sal al gusto
2 huevos	

Procedimiento: Mezclar la leche con las yemas de huevo, la harina, la pimienta y la sal; añadir el arroz y las semillas de ajonjolí, revolver perfectamente los ingredientes y adicionar las claras de huevo a punto de turrón y mezclarlas también. Con una cuchara grande tomar porciones de la masa y freírlas hasta que estén doraditas.

Peneques en caldo

• *Ingredientes:*

12 peneques	500 g de jitomates
400 g de queso fresco en rebanadas	5 dientes de ajo
1 tz. de harina integral	1 trozo de cebolla aceite (el necesario)
5 huevos a punto de turrón	

Procedimiento: Rellenar cada uno de los peneques con una rebanada de queso, enharinar, pasarlos por el huevo, freírlos y retirar el exceso de grasa con un papel estraza o con una servilleta. Licuar los jitomates con los ajos y la cebolla, freír con un poco de aceite, sazonar con un poco de sal y agregar tres tazas de agua. Hervir durante cinco minutos y añadir los peneques.

BOLITAS DE FRIJOL

• *Ingredientes:*

2 tz. de frijoles cocidos secos
1/4 de tz. de aceite
1/2 tz. de cebolla picada
100 g de carne de soya cocida
1/4 de tz. de epazote picado
250 g de queso fresco rallado

Procedimiento: Acitronar la cebolla y agregar los frijoles licuados, sin dejar de mover, se retiran del fuego cuando estén secos. Mezclar los frijoles con la carne de soya finamente picada y el epazote, se forman las bolitas y se revuelcan en el queso rallado.

ESPAGUETI GRATINADO

• *Ingredientes:*

250 g de espagueti de harina de soya
250 g de queso rallado
2 huevos
1/2 tz. de crema natural y sal y pimienta al gusto

Procedimiento: Cocer el espagueti con un chorrito de aceite, una poca de sal y un trozo de cebolla. Escurrir, enjuagar con agua y mezclar con todos los ingredientes. En un molde engrasado verter el espagueti y hornear durante quince minutos a fuego medio.

CARNE DE SOYA EN ESCABECHE

• *Ingredientes:*

    2   tz. de carne de soya hidratada
    1/2 tz. de aceite de oliva
    6   chiles güeros en vinagre
    6   dientes de ajo
    4   pimientas gordas
    100 g de champiñones
    1/2 tz. de aceitunas
    50 g de chorizo vegetariano
    1/2 tz. de vinagre de manzana
    2   cebollas en rebanadas
    4   clavos de olor
        hierbas de olor
        sal y pimienta al gusto

Procedimiento: Freír perfectamente el chorizo y la carne de soya, y añadir los ingredientes restantes.

CHAYOTES RELLENOS

• *Ingredientes:*

    5   chayotes medianos
    100 g de queso Chihuahua rallado
    2   c. de crema
    1/2 tz. de pan integral molido
        sal al gusto

Procedimiento: Cocer los chayotes enteros al vapor, sacarles la pulpa sin dañar la cáscara y mezclarla con el resto de los ingredientes. Rellenarlas con esta mezcla y hornear para que se funda el queso.

Empanadas de queso y pimiento

- *Ingredientes masa:*
  - 2 tz. de harina integral
  - 1/2 tz. de aceite
  - 1 c. de royal
  - 2 yemas
  - sal al gusto

- *Ingredientes relleno:*
  - 1 cebolla picada
  - 2 pimientos en rajas sin semillas
  - 200 g de queso Oaxaca deshebrado
  - ramitas de epazote

Procedimiento: Mezclar la harina con el royal y la sal, agregar el aceite y continuar amasando; se adiciona poco a poco agua caliente hasta obtener una consistencia suave. Untar la masa con aceite y que repose veinte minutos en un lugar tibio. Tomar pequeñas porciones y extenderlas con un rodillo, se rellenan con queso Oaxaca deshebrado, una ramita de epazote y cebolla, sellar los bordes con agua fría, barnizar con las yemas de huevo y colocarlas sobre una charola engrasada; hornear 20 minutos a 160°C.

Quelites gratinados

- *Ingredientes:*
  - 1 kg de quelites cortados en tiras
  - 2 tz. de queso fresco rallado
  - 2 tz. de salsa blanca
  - sal y pimienta al gusto

Procedimiento: Mezclar todos los ingredientes y colocarlos en un molde refractario engrasado con mantequilla, hornear a 150°C durante treinta minutos.

CROQUETAS DE VERDOLAGAS

• *Ingredientes:*

    1 kg de verdolagas
    2 tz. de carne de soya
       hidratada escurrida
  500 g de papas
    1 cebolla chica picada

    2 dientes de ajo
       picados
       aceite
       sal al gusto

Procedimiento: Cocer al vapor las verdolagas, y las papas por separado. Cuando estén cocidas las papas se machacan y se mezclan con los demás ingredientes, formar las croquetas y freírlas.

VERDOLAGAS CON QUESO

• *Ingredientes:*

  500 g de verdolagas
  250 g de queso
       Chihuahua en tiras
  500 g de tomate picado

    1 cebolla picada
    2 dientes de ajo
       picados
    3 c. de aceite
       sal al gusto

Procedimiento: Cocer las verdolagas en poca agua. Guisar el tomate con la cebolla y el ajo, agregar las verdolagas escurridas y el queso.

EMPANADA DE ALCACHOFAS

• *Ingredientes:*

  500 g de pasta hojaldrada
    6 fondos de
       alcachofas en trocitos
    1 manojito de
       cebollitas cambray
       en rodajas

    6 c. de hinojo picado
    3 huevos
    1 yema de huevo
    1 tz. de leche
  100 g de queso rallado
  1/4 de tz. de aceite

Procedimiento: Rehogar en el aceite los fondos de alcachofas, las rodajas de cebolla y el hinojo, dejar enfriar. Aparte se mezclan los huevos con la leche, el queso, sal y pimienta. Extender la mitad de la pasta en un molde engrasado, verter las dos mezclas bien incorporadas, cubrir con la otra mitad de la pasta y hacer unos cortes para que salga el vapor; barnizar con las yemas de huevo y cocer en el horno a fuego medio aproximadamente cuarenta y cinco minutos.

Asado de lentejas

• *Ingredientes:*

    1   cebolla picada
    1   c. de mantequilla
    2   c. de aceite
  250   g de lentejas
    1   hoja de laurel
  1/2   tz. de arroz integral cocido
    1   diente de ajo machacado
    2   huevos
  180   g de queso cheddar rallado
  100   g de pan integral molido
        pimienta al gusto

Procedimiento: Remojar las lentejas ocho horas o durante toda la noche. Cocer las lentejas con la hoja de laurel en 250 mililitros de agua, agregar los huevos batidos y los demás ingredientes. Verter la mezcla en un molde engrasado y hornear treinta minutos. Servir con salsa espesa.

ALUBIAS TIERNAS CON REMOLACHA

• *Ingredientes:*

    2 remolachas medianas cortadas en dados
    1 c. de mantequilla vegetal
    1 c. de vinagre de sidra
    2 c. de miel
  250 g de alubias tiernas cocidas
    2 c. de nata
       sal al gusto

Procedimiento: Cocer la remolacha con la mínima cantidad de agua; escurrir bien y acitronarla en la mantequilla con cuidado para que no se desbarate, agregar la miel y el vinagre, sazonar unos minutos con sal; añadir las alubias y revolver bien. Retirar de la lumbre y agregarle la nata.

CARLOTA DE VERDURAS

• *Ingredientes:*

    1 tz. de puré de zanahoria
    1 tz. de puré de nabos
    1 tz. de puré de coles de Bruselas
    6 rebanadas de pan integral
       margarina vegetal (la necesaria)

Procedimiento: Untar las rebanadas de pan integral con margarina, cortarlas en tiras y cubrir el fondo de un molde engrasado; conservar las tiras sobrantes, verter los purés mezclados y recubrir con las tiras de pan sobrantes. Hornear durante treinta minutos.

BUDÍN DE QUESO

* *Ingredientes:*
    150 g de queso rallado
    50 g de pan integral molido
    2 huevos
    1/2 litro de leche
    1/4 de tz. de crema
    1/2 c. de mostaza en polvo
    sal y pimienta al gusto

Procedimiento: Mezclar el queso rallado con el pan molido y los condimentos, se agregan los huevos batidos con la leche y la crema, revolver bien los ingredientes. Verter la mezcla en un molde refractario engrasado y hornear cuarenta y cinco minutos.

MACARRONES CON COLIFLOR

* *Ingredientes:*
    250 g de macarrones de soya
    1 coliflor pequeña
    200 g de requesón
    3 c. de mantequilla vegetal
    100 g de queso Chihuahua
    1 cebolla chica picada
    sal bechamel al gusto

Procedimiento: Cocer en suficiente agua los macarrones con un chorrito de aceite y un trozo de cebolla; escurrir y enjuagarlos con un poco de agua. Acitronar la cebolla en la mantequilla, agregar los macarrones y se retiran casi de inmediato; colóquense los macarrones en un molde engrasado. En la misma sartén sofreír la coliflor en trocitos (previamente cocida), agregar el requesón y mezclar con los macarrones, encima espolvorear el queso y la salsa bechamel a su gusto. Hornear para que se funda el queso.

QUELITES RELLENOS

• *Ingredientes:*
  1 kg de quelites
  3 huevos
  250 g de queso fresco en trocitos
  1 tz. de harina integral
    aceite
    sal al gusto

Procedimiento: Quite los tallos duros y las raíces de los quelites, lavarlos muy bien y cocerlos al vapor. Machacar ligeramente los quelites, formar bolitas de tres centímetros de diámetro con esta pasta; hacer un hueco en cada bolita y rellenarlo con el queso; se vuelven a cerrar, para enharinarlas y pasarlas por el huevo a punto de turrón. Freír y retirar el exceso de grasa con un papel estraza. Servir con salsa de jitomate.

HUEVOS CON ESPINACAS EN SALSA

• *Ingredientes:*
  8 huevos
  1 kg de espinacas
  1 cebolla picada
  1/4 de tz. de aceite
  2 tz. de salsa de jitomate

Procedimiento: Cocer al vapor las espinacas cortadas a la mitad. Sofreír la cebolla, agregar los huevos y revolver bien; antes de que cuajen los huevos añadir las espinacas, freír dos minutos y adicionar la salsa.

BOLAS DE QUESO Y NUEZ

• *Ingredientes:*

2   c. de aceite
1   cebolla mediana picada
2   dientes de ajo machacados
100 g de nuez molida
70 g de almendras molidas
70 g de avellanas molidas
250 g de pan integral molido
150 g de queso rallado
2   c. de salsa de soya
2   huevos batidos
    pimienta al gusto

Procedimiento: Sofreír el ajo y la cebolla hasta que se ablanden, agregar las frutas molidas mezcladas con el pan molido y los huevos batidos junto con el queso rallado, la salsa de soya y la pimienta. Mezclar perfectamente los ingredientes, hasta que se enfríen un poco se forman bolitas de cinco centímetros. Hornear las bolitas en un molde engrasado y cueza hasta dorar.

ROLLITOS DE HOJAS DE PARRA

• *Ingredientes:*

1   tz. de arroz integral cocido
500 g de calabacitas picadas
300 g de jitomates picados
2   cebollas medianas picadas
25 hojas tiernas de parra
1   c. de jugo de limón
4   c. de aceite de oliva
1/2 tz. de salsa de jitomate
    sal y pimienta al gusto

Procedimiento: Acitronar en aceite la cebolla y las calabacitas hasta que estén tiernas; añadir los jitomates, el jugo de limón y los condimentos; luego agregar el arroz cocido y revolver bien. Cubrir un refractario poco hondo con las hojas de parra, rellenar con una cucharada de la mezcla las hojas de parra restantes, enrollar y doblar las puntas. Se colocan los rollitos sobre las hojas de parra, rociados con salsa de jitomate y hornear durante veinte minutos.

PAY DE VERDURAS

• *Ingredientes*:

1 tz. de salsa de queso	100 g de alubias cocidas
2 zanahorias chicas	750 g de papas grandes
1 nabo	20 g de mantequilla
2 colinabos	vegetal
1 cebolla	perejil picado
2 poros medianos	sal al gusto

Procedimiento: Poner un litro de agua al fuego para ir agregando las verduras dependiendo de su tiempo de cocción; deben quedar crujientes. Cortar todas las verduras en rebanadas y acomodarlas en un refractario engrasado, a excepción de las papas; verter la salsa sobre las verduras, colocar las papas (encima y en hileras), y trocitos de mantequilla. Meter al horno quince minutos; si desea que las papas se doren bien, coloque el pay debajo de la parrilla a temperatura media. Adornar con perejil.

CHAMPIÑONES ALMENDRADOS

• *Ingredientes:*

500 g de champiñones	3/4 de tz. de leche evaporada
250 g de almendras remojadas y peladas	1/4 de tz. de aceite
2 tz. de migas de pan duro	1 c. de cebolla picada
	sal y paprika al gusto

Procedimiento: Vaciar la mitad de las migas en un molde engrasado, verter la mitad de la leche para que se humedezcan y agregar las almendras y los hongos picados; espolvorear sal y paprika, la cebolla y las migas de pan restantes, esparcir el resto de la leche. Hornear veinticinco minutos a fuego medio.

SALCHICHAS DE MIJO

• *Ingredientes:*

1	cebolla grande finamente picada		pizca de mostaza en polvo
80	g de queso rallado	1	yema de huevo
80	g de mijo cocido	1	clara a punto de turrón
1	c. de perejil picado		
1/2	c. de tomillo en polvo	3	c. de harina de trigo integral
1	c. de sal		
1/2	c. de pimienta negra	4	c. de aceite

Procedimiento: Mezclar la cebolla, el queso, el mijo, el perejil y las especies, revolver bien; con esta mezcla se forman las salchichas y se pasan por la harina, el huevo, y se fríen hasta que se doren.

TALLARINES AL ESTILO CHINO

• *Ingredientes:*

- 2 tz. de germinados de soya (tallarines)
- 1 tz. de cebolla picada
- 1 bictec de soya en tiritas
- 1 tz. de chícharos cocidos
- 2 c. de salsa de soya
  perejil

Procedimiento: Hervir ligeramente los germinados y mezclar los demás ingredientes en un molde refractario, adornar con el perejil y hornear quince minutos a fuego moderado.

TRIGO CON CHAMPIÑONES

• *Ingredientes:*
1 tz. de champiñones en rebanadas
1/2 tz. de cebolla finamente picada
1/2 tz. de pimiento en trocitos
2 c. de aceite
1 1/2 tz. de trigo quebrado
3 1/2 tz. de caldo vegetal
sal al gusto

Procedimiento: Dorar el trigo quebrado agregando la cebolla, los champiñones y el pimiento. Freír unos minutos más y adicionar el caldo; tapar y cocer a fuego lento hasta que esté suave el trigo, mover ocasionalmente.

LASAGNA SIN CARNE

• *Ingredientes:*

250 g de pasta integral	100 g de hongos picados
250 g de queso rallado	1 hoja de laurel
1 cebolla en medias lunas	1 ramita de tomillo
200 g de jitomates picados	1 ramita de orégano
1 pimiento verde en rajas	1 tz. de salsa de queso
	2 c. de aceite de oliva
	sal al gusto

Procedimiento: Cocer la pasta con suficiente agua y una cucharada de aceite. Acitronar la cebolla en el aceite, agregar las rajas de pimiento y freír unos minutos. Añadir los jitomates picados y las hierbas de olor. En un refractario engrasado poner una capa de pasta, escurrida; una capa de queso rallado y salsa de jitomate, continuar hasta terminar con los ingredientes; al final cubrir con la salsa de queso y queso rallado. Hornear hasta que la cubierta esté dorada.

ALBÓNDIGAS VEGETARIANAS

- *Ingredientes:*

  1/2 tz. de queso rallado

  1/2 tz. de nuez finamente picada

  1 tz. de pan integral molido

  1 cebolla pequeña finamente picada

  1 huevo

  1 diente de ajo picado

  1 c. de perejil

  1/2 c. de salvia

  3 tz. de caldo de jitomate

  sal al gusto

Procedimiento: Cocinar a fuego lento el caldo de jitomate, se mezclan perfectamente los demás ingredientes y se forman las albóndigas; cocer en el caldo de jitomate.

ESPÁRRAGOS EN SALSA BLANCA

- *Ingredientes:*

  500 g de espárragos

  1 tz. de caldo de espárragos

  2 c. de mantequilla vegetal

  2 c. de harina integral

  sal y pimienta al gusto

Procedimiento: Hervir los espárragos en poca agua. Derretir la mantequilla con la harina agregándola poco a poco; adicionar el caldo sin dejar de mover hasta que se espese, agregar los espárragos cortados en trocitos.

GORDITAS DE HABA

• *Ingredientes*:

  250 g de masa
    2 tz. de habas cocidas en puré
  100 g de queso fresco rallado
    2 chiles secos molidos
    1 c. de aceite
       sal al gusto

Procedimiento: Freír el chile. Mezclar perfectamente todos los ingredientes, formar las gorditas y cocerlas por ambos lados en un comal engrasado.

CARNE DE SOYA A LA MEXICANA

• *Ingredientes*:

  250 g de soya hidratada
  500 g de tomates asados
    1 manojo de cilantro
    4 chiles poblanos asados en rajas
   20 tortillas doradas en tiras
    1 tz. de crema
  200 g de queso fresco rallado
    2 aguacates
   10 rabanitos
    1 cebolla grande picada
    4 c. de aceite
       sal al gusto

Procedimiento: Moler los jitomates con cilantro y sal, freír el licuado; agregar la carne de soya y cocer a fuego suave unos minutos. Añadir las rajas y la mitad de cebolla picada. En un molde refractario engrasado poner una capa de tiras de tortilla, encima una capa de carne con salsa, alternar hasta terminar con los ingredientes, al final cubrir con la crema, el queso rallado y la cebolla picada. Hornear quince minutos, adornar con rebanadas de aguacate y rabanitos en flor.

Albondigón en Gluten

• *Ingredientes:*

    500 g de carne de gluten de trigo
    100 g de nuez picada
    100 g de almendras picadas
      2 rebanadas duras de pan integral
    1/2 tz. de leche
      2 dientes de ajo
      2 pimientas negras
      3 c. de vinagre de manzana
    1/4 de c. de cominos
        sal al gusto

Procedimiento: Remojar las rebanadas de pan en la leche, moler el ajo con la pimienta y los cominos. Mezclar perfectamente todos los ingredientes, verter en un refractario engrasado, hornear a 180°C durante veinte minutos.

POLLO AL CURRY

• *Ingredientes:*

1 kg de pollo de gluten en trocitos	3 dientes de ajo picados
1 c. de curry	2 manzanas en cuadritos
1 c. de coco rallado	3 c. de aceite
1 tz. de leche	1 c. de mantequilla
1 tz. de caldo vegetal	sal al gusto
2 cebollas en rodajas	

Procedimiento: Freír el pollo en el aceite y la mantequilla, agregar las rebanadas de cebolla, el ajo, el curry y sal al gusto. Aparte se hierve el coco con la leche, licuar y verter sobre el pollo; adicionar el caldo vegetal, cuando suelte el hervor añadir los cuadritos de manzana.

HAMBURGUESAS ESPECIALES

• *Ingredientes:*

500 g de carne de gluten molida	150 g de queso Chihuahua rallado
1 ó 2 huevos	1/2 cebolla pequeña picada
2 c. de germen de trigo	3 c. de perejil picado
2 c. de pan integral molido	aceite (el necesario)
	sal al gusto

Procedimiento: Todos los ingredientes se revuelven y se amasan, formar las hamburguesas y freírlas; retirar el exceso de grasa con una servilleta o papel de estraza.

Berenjenas con aceitunas y alcaparras

• *Ingredientes:*

2 berenjenas largas	1/2 tz. de alcaparras
4 huevos	pan molido integral
1 kg de jitomate asado	para empanizar
1/2 tz. de perejil	aceite (el necesario)
1/2 tz. de aceitunas	sal al gusto

Procedimiento: Cortar las berenjenas en rodajas gruesas y desflemarlas en agua con sal durante treinta minutos; empanizar las rodajas con el huevo y el pan, freírlas. Moler el jitomate, el perejil, dos dientes de ajo y un trozo de cebolla, y se fríe con poco aceite; sazonar con sal durante cinco minutos y agregar dos tazas de agua caliente; después de que hierva cinco minutos, añadir las rodajas de berenjena escurridas, antes de retirar adicionar las aceitunas y alcaparras.

Tortas de papa con elote y rajas

• *Ingredientes:*

5 papas grandes	2 chiles poblanos
2 elotes desgranados	asados en rajitas
5 c. de leche	aceite
1/2 tz. de pan molido integral	sal al gusto

Procedimiento: Cocer las papas y los granos de elote. Hacer un puré con las papas, la leche, y el pan molido; incorporar los demás ingredientes revolviendo hasta obtener una pasta homogénea. Formar las tortitas con la pasta y freírlas; el exceso de grasa se retira con una servilleta.

CALABACITAS CON MORRÓN

• *Ingredientes:*
 750 g de calabacitas redondas
   3 chiles morrones en rajitas
   1 cebolla en rebanadas
   3 aguacates
   2 c. de aceite
   1 tz. de lechuga y perejil picados
      mayonesa casera y jugo de limón al gusto

Procedimiento: Cocer las calabacitas al vapor, freír las rajitas de pimiento con la cebolla y agregar media taza de agua o caldo vegetal; añadir las calabacitas cortadas cada una en cuatro. Vaciar en un platón y decorar con los demás ingredientes.

PAPAS A LA FRANCESA

• *Ingredientes:*
 500 g de papas blancas en bastoncitos
   1 cebolla mediana en rodajas finas
 3/4 de tz. de agua
   1 pedazo de papel de estaño
      aceite de oliva o de maíz
      sal al gusto

Procedimiento: Colocar en el fondo de un molde refractario las rodajas de cebolla, encima poner las papas en bastoncitos, adicionar el agua y la sal. Hornéese a fuego moderado hasta que las papas estén tiernas y doradas. Retirar del horno, cubrir con el papel de estaño y que repose unos minutos para que se desprendan bien las papas. Servir con el aceite rociado.

Colecitas de Bruselas al horno

• *Ingredientes:*

500 g de colecitas de Bruselas	2 c. de aceite
	50 g de queso rallado
1 huevo	pan molido integral

Procedimiento: Cocer las colecitas al vapor con un poco de sal, mezclar el huevo con la leche, sumergir las colecitas en esta mezcla y rodarlas en el pan molido. Se colocan en un molde engrasado y se hornean hasta que doren. Servir con queso rallado.

Alcachofas rápidas

• *Ingredientes:*

6 alcachofas tiernas	1 ramita de orégano
4 c. de aceite	1 hoja de laurel
2 tz. de agua	hojas de apio
1 cebolla en rodajas	el jugo de un limón
2 clavos de olor	sal al gusto

Procedimiento: Cortar las alcachofas en rebanadas. En un recipiente cocer todos los ingredientes y servir.

Carne de soya con xoconoztle

• *Ingredientes:*

200 g de carne de soya hidratada	2 dientes de ajo
	3 xoconoztles pelados
3 c. de aceite	1 chile serrano
1 cebolla	sal al gusto

Procedimiento: Escurra la carne de soya y cuézala con la cebolla y dos tazas de agua. Licue los xoconoztles, los ajos, el chile y fría esta salsa, adiciónela a la carne de soya, sazone con sal y mantenga en fuego suave hasta que se espese.

COLIFLOR CON CHÍCHAROS

• *Ingredientes:*
  750 g de chícharos pelados
    1 c. de semilla de mostaza
    3 hojas de laurel
    1 c. de curry
    1 manojito de cilantro picado
    1 coliflor mediana cocida
    2 limones en rebanadas
    4 c. de aceite
    1 c. de cominos molidos
       sal al gusto

Procedimiento: Fría los cominos, las hojas de laurel y la semilla de mostaza (hasta que se reviente), agregue los chícharos previamente cocidos, la coliflor en trozos, y el curry; adicione un poco de agua de la cocción de los chícharos. Sirva con rebanadas de limón.

PECHUGA CON QUESO PARMESANO

• *Ingredientes:*
   10 rebanadas de pollo vegetariano
    2 huevos
  150 g de queso parmesano rallado
    1 tz. de pan molido integral
       aceite
       sal, pimienta, ajo y cebolla en polvo al gusto

Procedimiento: Sazonar las pechugas con sal, pimienta, ajo y cebolla; dejar reposar una hora, revolver el pan molido con el queso parmesano. Pasar las pechugas por el huevo ligeramente batido, empanizar y freírlas.

Pollo de gluten con chorizo

• *Ingredientes:*

1	kg de pollo en trozos	500	g de papas cocidas
8	chorizos	1	cebolla en rodajas
1	kg de jitomates	2	dientes de ajo
2	chiles morrones en rajitas		sal al gusto

Procedimiento: Freir el pollo, cuando esté dorado agregar los chorizos, la cebolla y los pimientos; añadir el jitomate previamente asado y licuado con el ajo; que hierva a fuego lento unos minutos e incorporar las papas en cuadritos.

Arepas de ajonjolí

• *Ingredientes*:

1	kg de masa	3	dientes de ajo
2	tz. de ajonjolí molido	1	c. de aceite
2	chiles de árbol		sal al gusto

Procedimiento: Freír el chile sin semillas con el ajo en el aceite y moler. Mezclar todos los ingredientes hasta obtener una masa manejable con la que se forman las arepas pequeñas; cocer por ambos lados en un comal caliente a fuego lento. Si con esto no se cuecen colocarlas en una parrilla y que se terminen de cocer en el horno.

TORTA DE GARBANZO

• *Ingredientes:*

500	g de garbanzos cocidos y molidos	8	huevos
200	g de mantequilla vegetal	300	g de mascabado
		1	c. de royal
		50	g de pasitas

Procedimiento: Batir la mantequilla con el mascabado, agregar las yemas una a una, el garbanzo molido, el royal y al final se incorporan las claras batidas a punto de turrón; vaciar en un molde engrasado y hornear.

INDIOS VESTIDOS

• *Ingredientes:*

6	tortillas	2	tz. de frijoles negros cocidos
6	rebanadas de queso fresco	3	huevos
4	chiles pasilla	1/2	tz. de harina integral
1/4	de tz. de crema	3	c. de aceite caldo de frijoles

Procedimiento: Asar y hervir los chiles. Desvenarlos y licuarlos con los frijoles y el caldo necesario para obtener una salsa cremosa. Poner al fuego y agregar una cucharada de aceite. Doblar las tortillas a la mitad, rellenar con las rebanadas de queso y unir los bordes cerrando con un palillo. Enharinar las tortillas, pasarlas por el huevo batido; freírlas y escurrirlas quitando el exceso de grasa. Ponerlas en la salsa de frijoles. Retirar del fuego al primer hervor y servir caliente con una cucharada de crema encima.

CALABACITAS CON CHAMPIÑONES

- *Ingredientes:*
    1 kg de calabacitas en trozos
    500 g de champiñones en rebanadas
    4 c. de aceite
    250 g de queso fresco
    1/2 tz. de perejil picado
    sal al gusto

Procedimiento: Cocinar las calabacitas tapadas para que se cuezan en su jugo, cuando estén a medio cocer añadir los champiñones, el perejil y sazonar con sal, retirar del fuego y añadir el queso.

ESPÁRRAGOS GRATINADOS

- *Ingredientes:*
    750 g de espárragos
    50 g de margarina vegetal
    100 g de almendras picadas
    1 c. de miel
    1 c. de vinagre de manzana
    600 g de queso Chihuahua rallado
    sal y pimienta al gusto

Procedimiento: Cocer los espárragos limpios en agua con sal, una vez escurridos, quitar las partes duras y acomodarlos en un refractario engrasado, sazonar con sal y pimienta, verter la mantequilla derretida, la miel y vinagre disueltos previamente en un vaso con agua, cubrir con el queso y las almendras. Hornear hasta gratinar o durante quince minutos.

BOLA DE CALIFORNIA

• *Ingredientes:*

   1   paquete de queso crema
   1   c. de mostaza
   1/2   c. de ajo en polvo
   1   tz. de aceitunas negras picadas
   250   g de queso Chihuahua rallado
   2   c. de perejil picado
   1/2   tz. de almendras remojadas y peladas

Procedimiento: Batir el queso crema con el ajo y un poco de leche hasta obtener una masa suave, agregar las aceitunas, el queso Chihuahua y el perejil; mezclar bien. Se forma una bola con la masa en un papel encerado se coloca, refrigerar durante 20 minutos; transcurrido este tiempo rodar la bola sobre las almendras y adornarla con aceitunas enteras y perejil.

HUEVO FRITO CHINO

• *Ingredientes:*

   2   c. de mantequilla vegetal
   1   tz. de tallarines cocidos
   1/2   tz. de germen de soya
   1/2   tz. de chícharos
   1/2   tz. de germinados de soya
   1   c. de salsa de soya
   2   huevos

Procedimiento: Cocer durante unos minutos a fuego lento, con el recipiente tapado, los tallarines, la mantequilla, el germen, los chícharos, los germinados de soya y la salsa. Aparte freír el huevo en una sartén. Se sirven en un plato los tallarines y encima el huevo.

Ejotes empapelados

• *Ingredientes:*
    500 g de ejotes limpios
    150 g de queso Chihuahua rallado
      2 c. de mantequilla vegetal
      2 c. de harina integral
      1 tz. de leche
         salsa picante
         sal al gusto

Procedimiento: Derretir la mantequilla con la harina, durante tres minutos a fuego lento; adicionar poco a poco la leche sin dejar de mover, una vez que haya espesado añadir la salsa picante, el queso y la sal. Cortar los ejotes en cuatro partes iguales, colocarlos sobre cuadros de papel aluminio y bañarlos con la salsa antes preparada. Sellar bien los bordes y hornear a 175°C durante 35 minutos.

Pipián de almendras

• *Ingredientes:*
    500 g de carne de soya hidratada
      6 chiles colorados
    150 g de almendras
         pepitas, clavo, canela
         sal y pimienta

Procedimiento: Desvenar y desflemar los chiles. Tostar ligeramente las almendras sin pelar. Moler los chiles con las almendras peladas y las pepitas, freír en un recipiente, agregar la carne de soya y un poco de agua, sazonar con las especias. Cocer a fuego lento.

CHILACAYOTES AHOGADOS

• *Ingredientes:*

  500 g de chilacayotes
    4 c. de aceite
    1 tz. de cebolla en rebanadas delgadas
  3/4 de c. de albahaca seca
  250 g de jitomates picados
       sal y pimienta al gusto

Procedimiento: Sofreír la cebolla en el aceite, agregar los chilacayotes cortados en rebanadas a lo largo y los demás ingredientes. Tapar y cocer a fuego lento, durante 10 minutos.

HUAZONTLES EN TORTA

• *Ingredientes:*

    1 kg de huazontles
    1 kg de jitomate
  350 g de queso añejo
       pizca de bicarbonato
       harina, huevos y aceite (el necesario)
       sal y pimienta al gusto

Procedimiento: Cocer únicamente las ramas de huazontle con la flor en agua y una pizca de bicarbonato, exprimirlas muy bien. Tomar varias ramas y colocar en el centro un trozo grande de queso, darle la forma de torta, enrollar con un hilo para que no se deshagan y poner en un escurridor para que suelten toda el agua. Capear las tortas y freírlas, retirar el exceso de grasa con un papel de estraza. Sirva con caldo de jitomate.

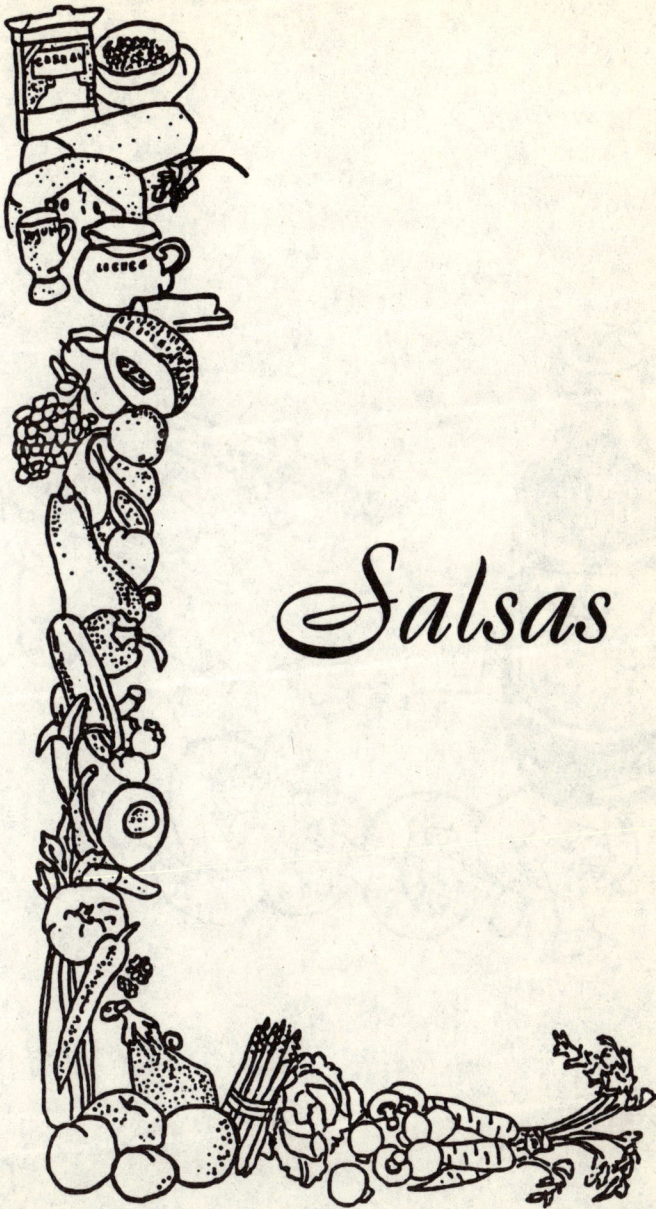

Salsas

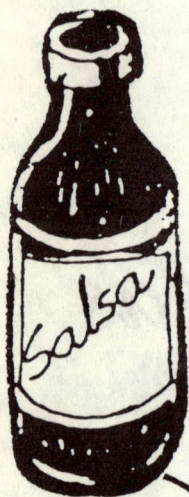

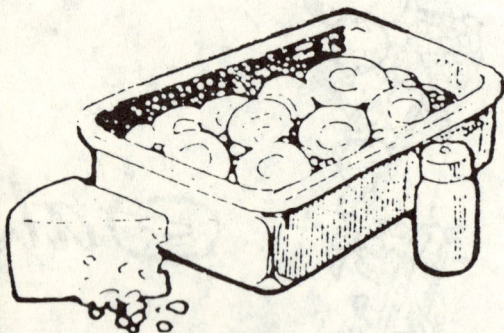

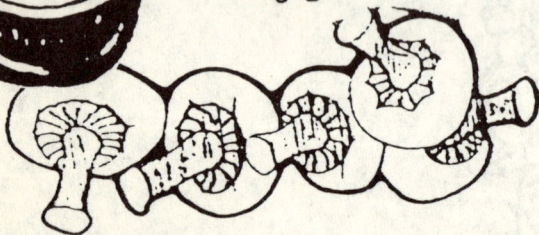

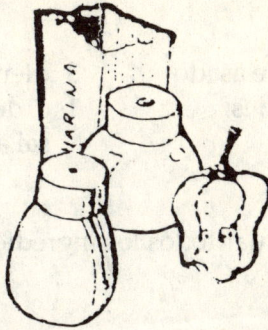

SALSA DE CHAMPIÑONES

• *Ingredientes:*

1 c. de harina integral   1 cebolla picada
1 tz. de leche   50 g de champiñones
1 c. de aceite   sal al gusto

Procedimiento: Freír la cebolla y los champiñones picados, agregar la harina y la leche poco a poco, cocer a fuego muy lento sin dejar de mover; dejar hervir durante dos minutos.

SALSA DE AJONJOLÍ

• *Ingredientes:*

1/2 tz. de ajonjolí   el jugo de 2 limones
     ligeramente tostado   1 jitomate picado
1 manojito de perejil   sal al gusto
1/2 tz. de agua

Procedimiento: Licuar el jitomate con el resto de los ingredientes.

SALSA DE CHIPOTLE

• *Ingredientes:*

1 chile chipotle asado	3 dientes de ajo
4 tomates verdes cocidos	1 c. de aceite
1/2 cebolla	sal al gusto

Procedimiento: Licuar todos los ingredientes.

SALSA DE NUEZ

• *Ingredientes:*

100 g de nuez picada	3 c. de salsa de soya
1 tz. de crema natural	sal al gusto

Procedimiento: Licuar todos los ingredientes.

SALSA DE PIÑÓN

• *Ingredientes:*

250 g de jitomate cocido	2 ramitas de perejil
1/2 tz. de piñones	2 c. de aceite
1 cebolla chica	sal al gusto

Procedimiento: Licuar todos los ingredientes y freírlos en aceite tibio.

SALSA DE SOYA

• *Ingredientes:*

1/2 tz. de harina de soya	1 tz. de agua
1 cebolla chica	pizca de pimienta blanca
1 c. de mantequilla vegetal	sal al gusto

Procedimiento: Acitronar la cebolla, agregar la harina disuelta en el agua moviendo hasta que espese, fuera del fuego sazonar con la salsa y la pimienta.

Salsa de espárragos

• *Ingredientes:*
    1 tz. de espárragos cocidos picados
    1 c. de harina integral
    1 c. de aceite
       el jugo de un limón

Procedimiento: Dorar la harina ligeramente, agregar media taza de agua, los espárragos y el jugo de limón.

Salsa de perejil

• *Ingredientes:*
    1 c. de harina integral   1/2 tz. de nata
    1 c. de aceite   sal al gusto
    1 tz. de perejil picado

Procedimiento: Dorar ligeramente la harina en el aceite, agregar el perejil y la nata.

Salsa de ajo

• *Ingredientes:*
    1 cabeza de ajos pelada
    1 chile serrano asado
    1/4 de tz. de aceite
       sal al gusto

Procedimiento: Licuar todos los ingredientes.

SALSA DE NOPALES

• *Ingredientes:*

4 nopales tiernos	1/2 cebolla
3 aguacates	el jugo de 2 limones
3 jitomates	sal al gusto
1 diente de ajo	

Procedimiento: Picar todos los ingredientes y mezclarlos.

SALSA DE ALCAPARRAS

• *Ingredientes:*

1 tz. de salsa bechamel	3 c. de alcaparras picadas
2 yemas de huevo	1 c. de perejil
1/2 tz. de nata	sal al gusto

Procedimiento: Poner a calentar la salsa y agregar las yemas batidas con la nata, que hierva a fuego lento cinco minutos retirar del fuego y añadir las alcaparras picadas y el perejil.

SALSA CREMOSA

• *Ingredientes:*

2 c. de germen de trigo	1 tz. de leche
2 c. de aceite	1 rama de apio picado
1 cebolla en rebanadas	sal al gusto

Procedimiento: Cocer al vapor la cebolla con el apio, agregar el germen de trigo, hervir durante cinco minutos. Retirar del fuego y añadir el aceite, la leche y sal mezclando perfectamente.

Salsa picante de tamarindo

• *Ingredientes:*

   3 cebollas grandes picadas
1/2 tz. de chiles rojos en polvo
250 ml de tamarindo concentrado
1/2 litro de agua caliente
1 1/2 tz. de aceite de ajonjolí
   1 c. de cúrcuma
  10 chiles secos enteros
   2 tz. de vinagre de manzana

Procedimiento: Poner la cebolla en un recipiente grande, agregar el tamarindo concentrado diluido en agua caliente, adicionar los ingredientes restantes rociando la cúrcuma. Que repose durante toda la noche o varios días para que adquiera mejor sabor. Envasar y mantener en refrigeración.

Salsa real

• *Ingredientes:*

   4 dientes de ajo picados
   1 manojito de perejil picado
   1 cebolla picada

1/4 de tz. de aceite de oliva
sal al gusto
el jugo de un limón

Procedimiento: Licuar todos los ingredientes.

Salsa de cilantro

• *Ingredientes:*

   1 tz. de cilantro picado
   3 jitomatitos picados
   4 cebollinas picadas

   2 c. de salsa de soya
   3 c. de aceite de oliva
   sal al gusto

Procedimiento: Mezclar bien todos los ingredientes.

Salsa de yerbabuena

• *Ingredientes*:

4 c. de yerbabuena picada	2 c. de aceite de oliva
2 dientes de ajo picados	1 cebolla chica picada
	el jugo de un limón
	sal al gusto

Procedimiento: Mezclar perfectamente todos los ingredientes, dejando reposar unos minutos antes de servir.

Salsa de dátil

• *Ingredientes*:

1 tz. de dátiles picados	1/2 tz. de vinagre de manzana
300 g de jitomates picados	1/2 c. de pimienta
1/2 tz. de grosellas picadas	1/2 tz. de pasitas
	1/2 c. de sal

Procedimiento: Poner todos los ingredientes a fuego medio, mover ocasionalmente hasta que la salsa espese.

Salsa de mostaza

• *Ingredientes*:

3 limones sin semilla picados	1 1/4 de tz. de vinagre de manzana
2 c. de semillas de mostaza	1 tz. de mascabado
1 c. de sal de mar	1/3 de tz. de pasitas
3 cebollas pequeñas finamente picadas	

Procedimiento: Colocar los limones en un recipiente, bañarlos con la sal y dejar reposar durante 12 horas. Después se hierven los limones con los ingredientes restantes, hasta que estén suaves, mover constantemente para que no se pegue la mezcla.

SALSA BOMBAY

- *Ingredientes:*
  - 1 manzana en trocitos
  - 150 ml de nata para batir
  - 2 c. de leche
  - 1 c. de curry
  - sal y pimienta blanca al gusto

Procedimiento: Mezclar todos los ingredientes y salpimentar al gusto.

SALSA DE JENGIBRE AL CURRY

- *Ingredientes:*
  - 150 ml de yogur natural
  - 15 g de jengibre fresco rallado
  - 1 c. de curry en polvo
  - 1 c. de cilantro molido
  - 1/2 c. de mostaza
  - pizca de canela
  - sal al gusto

Procedimiento: Mezclar todos los ingredientes.

SALSA DE DOS QUESOS CON NUEZ

- *Ingredientes:*
  - 1 c. de aceite de oliva
  - 180 g de requesón
  - 50 g de queso Chihuahua
  - 2 c. de cebolla finamente picada
  - 1 c. de perejil picado
  - 50 g de nuez picada
  - sal y pimienta al gusto

Procedimiento: Batir el requesón con el aceite, sal y pimienta, si está muy espesa añadir poquita leche. Verter en un tazón, incorporar los demás ingredientes y refrigerar.

SALSA DE BETABELES

• *Ingredientes:*
    200 g de betabeles cocidos
    2 c. de aceite
    1 c. de jugo de limón
    2 c. de crema
    1/4 de c. de azúcar
        sal al gusto

Procedimiento: Licuar los ingredientes líquidos con el azúcar y la sal. Rallar finamente los betabeles y mezclarlos con el licuado anterior.

SALSA DE MANZANA

• *Ingredientes*:
    1 cebolla picada
    1 manzana picada
    3 c. de harina integral
    3 c. de mantequilla vegetal
    1 tz. de leche
        nuez moscada
        sal al gusto

Procedimiento: Acitronar la cebolla y la manzana, sin dejar de mover agregar la harina; verter lentamente la leche y dejar al fuego hasta que espese.

Salsa holandesa

• *Ingredientes:*
- 2 c. de mantequilla vegetal
- 2 c. de harina integral
- 1 tz. de leche
- 2 yemas de huevo
- 1 c. de vinagre de manzana
- 1 c. de sal
- 1 c. de jugo de limón
- 1/4 c. de pimienta
- 1/4 c. de paprika

Procedimiento: Derretir a baño María la mantequilla, retirar de la lumbre y añadir las yemas batidas y la harina disuelta en la leche. Sazonar con los demás ingredientes y poner al fuego cinco minutos más.

Salsa de picoda con jengibre

• *Ingredientes:*
- 1 cebolla mediana picada
- 1 c. de jengibre picado
- 1 c. de semillas de cilantro en polvo
- 2 c. de chiles en polvo
- 2 jitomates picados
- sal al gusto

Procedimiento: Sofreír la cebolla y agregar el resto de los ingredientes.

Salsa de queso pimiento

• *Ingredientes:*
- 1 pimiento finamente picado
- 100 g de queso rallado
- 1 c. de harina
- 1 c. de aceite
- sal al gusto

Procedimiento: Acitronar el chile pimiento, agregar la harina y al dorar ambos ingredientes añadir el queso rallado.

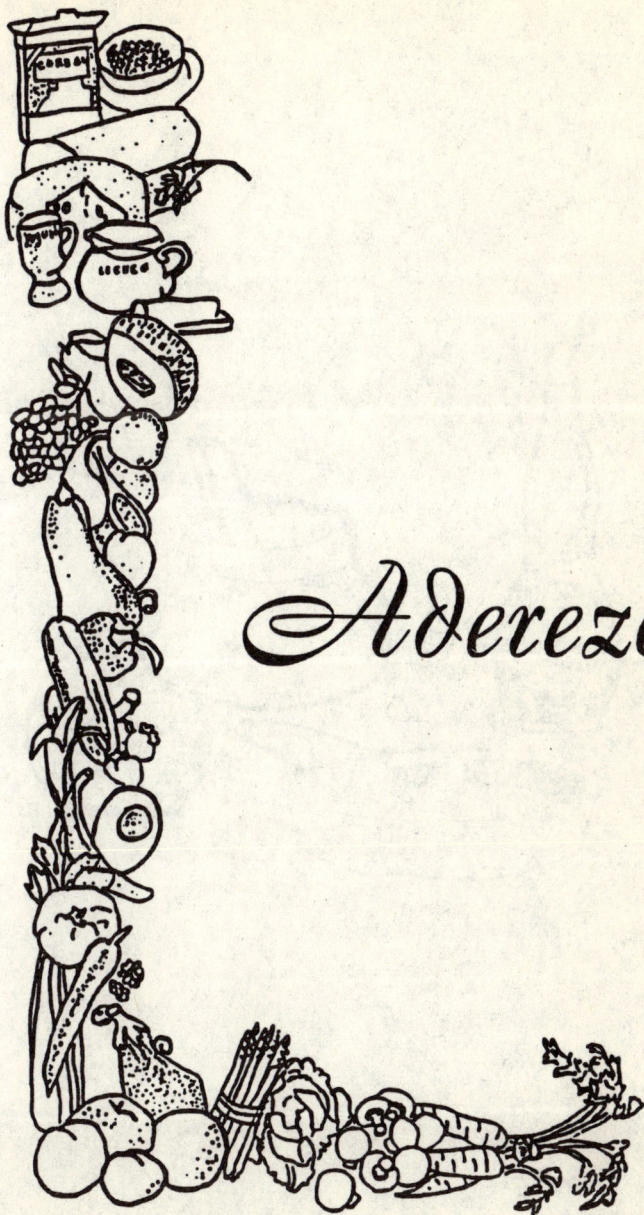

Aderezos

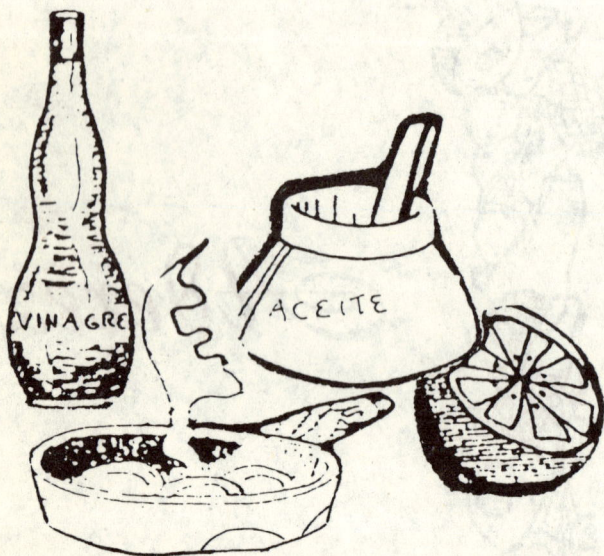

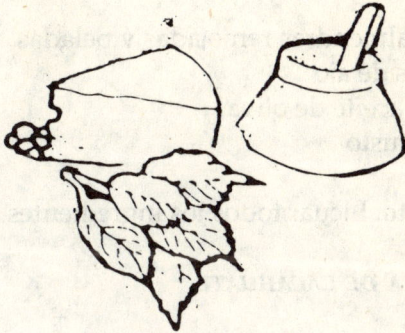

ADEREZO DE QUESO

• *Ingredientes:*

150 g de requesón

2 c. de leche

1/2 c. de salsa inglesa

3 c. de perejil picado

1 c. de azúcar

sal al gusto

Procedimiento: Incorporar todos los ingredientes hasta que la mezcla esté suave.

ADEREZO DE RÁBANOS

• *Ingredientes:*

3 c. de rábanos

1/2 tz. de nata batida

2 yemas de huevos cocidos

1 c. de jugo de limón

pizca de pimienta

pizca de sal

pizca de azúcar

Procedimiento: Machacar las yemas de huevo, agregar la sal, los rábanos, la pimienta y el azúcar. Añadir lentamente el jugo de limón, mover hasta que la mezcla esté cremosa, adicionar la nata batida poco a poco.

ADEREZO DE ALMENDRA

• *Ingredientes:*
    1/2 tz. de almendras remojadas y peladas
      3 dientes de ajo
    1/2 tz. de aceite de oliva
        sal al gusto

Procedimiento: Licuar todos los ingredientes.

MANTEQUILLA DE CACAHUATE

• *Ingredientes:*
    200 g de cacahuates asados
    1/2 tz. de aceite
        sal al gusto

Procedimiento: Licuar los cacahuates hasta pulverizarlos, agregar poco a poco el aceite hasta que se forme una pasta tersa.

ADEREZO DE MENTA

• *Ingredientes:*
      3 c. de aceite de oliva
      1 c. de menta fresca
      2 c. de azúcar morena
        el jugo de medio limón

Procedimiento: Poner todos los ingredientes en un recipiente con tapa, agitar perfectamente y refrigerar.

MAYONESA CHIMICHURRI

• *Ingredientes:*

1 tz. de aceite de oliva	1 ramita de orégano
1 yema de huevo	1 ramita de tomillo
1 cabeza de ajo pelada	albahaca y
el jugo de un limón	sal al gusto

Procedimiento: Licuar todos los ingredientes agregando poco a poco el aceite hasta que tome la consistencia de mayonesa.

ADEREZO DE SOYA

• *Ingredientes:*

1/2 tz. de salsa de soya	1/4 de tz. de aceite de oliva
1/2 cebolla	
1 jitomate grande	1 ramita de orégano
3 dientes de ajo	sal al gusto

Procedimiento: Licuar todos los ingredientes.

ADEREZO DE NARANJA

• *Ingredientes:*

1 c. de margarina vegetal
2 c. de mascabado
el jugo de dos naranjas
el jugo de un limón

Procedimiento: Disolver el mascabado en la mantequilla derretida, retirar del fuego y adicionar los jugos. Servir frío.

Mantequilla de semilla de girasol

• *Ingredientes:*

    1 tz. de semillas de girasol

    2 c. de aceite

Procedimiento: Licuar las semillas de girasol y el aceite hasta obtener la consistencia de una pasta suave. Si desea la puede condimentar.

Mantequilla de ajonjolí

• *Ingredientes:*

    1 tz. de semillas de ajonjolí

    2 c. de aceite

    sal al gusto

Procedimiento: Licuar las semillas con el aceite hasta obtener una pasta suave.

Mantequilla de almendras

• *Ingredientes:*

    1/2 tz. de almendras ralladas

    2 c. de margarina vegetal

    1 huevo

    la raspadura y el jugo de un limón

    sal al gusto

Procedimiento: Licuar todos los ingredientes.

Crema de castañas

• *Ingredientes:*

    1 tz. de castañas tostadas

    2 c. de mantequilla vegetal

    leche (la necesaria)

Procedimiento: Licuar las castañas con un poco de leche, vaciar el licuado en la mantequilla derretida, agregando poco a poco la leche hasta que espese.

CREMA DE SEMILLAS DE CALABAZA

• *Ingredientes:*
  1 tz. de semillas de calabaza
  2 c. de aceite
  1 c. de jugo de limón
  1 tz. de agua caliente
    sal al gusto

Procedimiento: Licuar todos los ingredientes.

ADEREZO DE TOFU

• *Ingredientes:*
  300 g de tofu
    1 c. de aceite de oliva
    1 c. de aceite de ajonjolí
    1 c. de salsa de soya
    1 diente de ajo machacado
    2 c. de ajonjolí para espolvorear
      pizca de pimienta
      sal al gusto

Procedimiento: Licuar todos los ingredientes, vaciar a un recipiente y espolvorear el ajonjolí.

Bebidas naturales

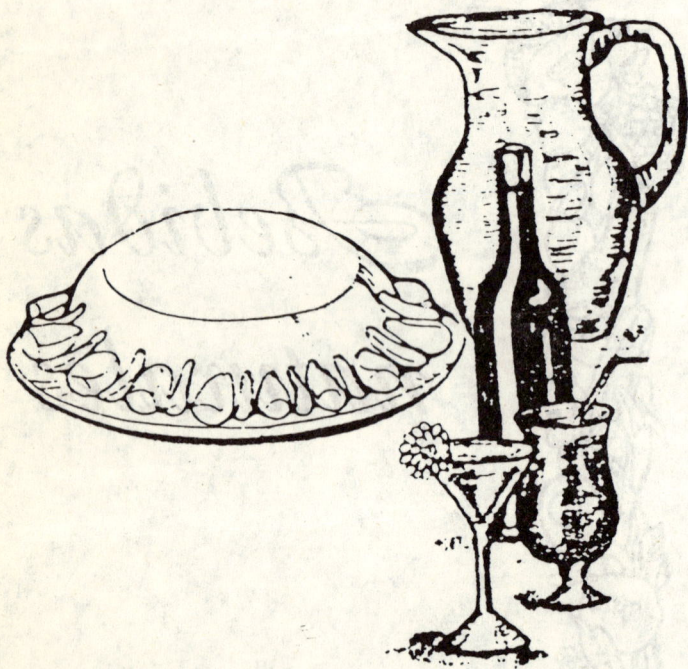

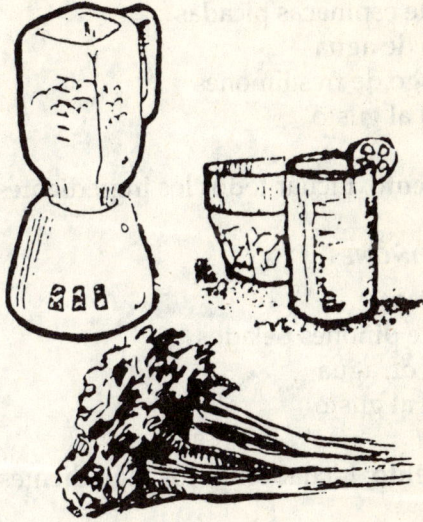

AGUA DE MEMBRILLO

• *Ingredientes:*

     1 membrillo entero
     2 c. de flores de naranjo
     4 hojas de naranjo
     5 tz. de agua
        miel al gusto

Procedimiento: Poner al fuego el agua, cuando empiece a hervir bajar el fuego, agregar los ingredientes menos la miel. Hervir durante 10 minutos, colar, enfriar y endulzar con la miel.

AGUA DE ESPINACAS

• *Ingredientes*:

    2 tz. de espinacas picadas
    1 litro de agua
       el jugo de tres limones
       miel al gusto

Procedimiento: Licuar todos los ingredientes.

AGUA DE PIÑONES

• *Ingredientes*:

    1 tz. de piñones pelados
    1 litro de agua
       miel al gusto

Procedimiento: Licuar todos los ingredientes.

HORCHATA DE SEMILLAS DE GIRASOL

• *Ingredientes*:

    1 tz. de semillas de girasol
    2 litros de agua
       azúcar mascabado al gusto

Procedimiento: Licuar todos los ingredientes.

HORCHATA DE SEMILLAS DE MELÓN

• *Ingredientes*:

  1/2 tz. de semillas de melón
    1 vaso de jugo de melón
1 1/2 litros de agua
       azúcar mascabado al gusto

Procedimiento: Licuar las semillas con agua, mezclar con el jugo de melón y el agua restante; endulzar al gusto.

HORCHATA DE NUEZ

• *Ingredientes*:

    1 tz. de nuez
1 1/2 litros de agua
    azúcar mascabado al gusto

Procedimiento: Licuar todos los ingredientes.

HORCHATA DE FRESA

• *Ingredientes*:

    2 tz. de fresas limpias y desinfectadas
1/2 tz. de arroz remojado
    2 litros de agua
    miel al gusto

Procedimiento: Licuar todos los ingredientes.

AGUA DE ROSA

• *Ingredientes*:

    1 c. de pétalos de rosa de Castilla
    1 c. de milenrama
1 1/2 litros de agua
    miel al gusto

Procedimiento: Hervir el agua a fuego medio, agregar los pétalos y la milenrama, hervir tres minutos más, colar y endulzar al gusto.

AGUA DE MANZANA

• *Ingredientes*:

    1 kg de manzanas
100 g de piñones
    2 litros de agua

Procedimiento: Licuar todos los ingredientes.

AGUA DE APIO

• *Ingredientes*:

    3 ramas de apio picadas
    1/2 tz. de jugo de limón
    2 litros de agua
        azúcar mascabado al gusto

Procedimiento: Licuar en medio litro de agua el apio y el mascabado, colarlo y mezclarlo con el jugo de limón y el agua restante.

AGUA DE DURAZNO

• *Ingredientes*:

    1 kg de duraznos maduros
    150 g de dátiles
    2 litros de agua
        miel al gusto

Procedimiento: Licuar todos los ingredientes, antes deshuesar los dátiles.

AGUA DE ZAPOTE

• *Ingredientes*:

    2 zapotes negros
    1/2 litro de jugo de mandarina
    2 litros de agua
        azúcar mascabado al gusto

Procedimiento: Pelar los zapotes, quitar las semillas y licuar con el agua. Mezclar con el jugo de mandarina y endulzar.

AGUA DE MORAS

● *Ingredientes*:
500 g de moras
1/4 de tz. de jugo de limón
1 1/2 litros de agua
azúcar mascabado al gusto

Procedimiento: Licuar las moras limpias en medio litro de agua y el mascabado; agregar el jugo de limón con el agua restante, mezclar bien los ingredientes.

ATOLE DE AMARANTO

● *Ingredientes*:
200 g de masa
1 tz. de harina de amaranto
3 tz. de agua
3 tz. de leche de vaca
1 raja de canela
piloncillo al gusto

Procedimiento: Poner al fuego la masa diluida en el agua, el harina diluida en la leche, hervir durante cinco minutos, añadir la canela y el piloncillo, hervir cinco minutos más.

ATOLE DE ZANAHORIA

● *Ingredientes*:
6 zanahorias cocidas
2 tz. de leche de soya
2 tz. de leche entera
1 c. de maizena
azúcar mascabado al gusto

Procedimiento: Licuar la zanahoria con la leche de soya, vaciar a un recipiente con la leche entera, mezclar bien, cuando esté caliente añadir la maizena diluida en poca agua. Retirar del fuego hasta que se cueza la maizena.

LICUADO VIGORIZANTE

• *Ingredientes*:

    3 manzanas
1/2 tz. de germinado o de alfalfa desinfectada
    2 c. de germen de trigo
    2 c. de semillas de girasol
1 1/2 litros de agua
    miel al gusto

Procedimiento: Licuar todos los ingredientes.

AGUA RECONSTITUYENTE

• *Ingredientes*:

    2 vasos de jugo de naranja
    3 c. de ajonjolí
    1 tz. de germinado de alfalfa
    1 litro de agua
    miel al gusto

Procedimiento: Licuar todos los ingredientes.

AGUA DE PEPINO

• *Ingredientes*:

    1 pepino grande en trocitos
    3 rebanadas de piña en trocitos
1 1/2 litros de agua
    azúcar mascabado al gusto

Procedimiento: Licuar todos los ingredientes.

Bebida peruana

• *Ingredientes*:

150 g de cebada tostada
35 g de linaza
1/2 zanahoria
1 manzana chica
2 ramitas de llantén o diente de león
2 ramitas de boldo
2 ramitas de manzanilla
2 ramitas de hierbaluisa
1 rebanada de piña con cáscara
    jugo de limón y
    miel al gusto

Procedimiento: Hervir durante una hora la linaza con la cebada en dos y medio litros de agua; agregar la piña, la zanahoria, la manzanilla y la hierbaluisa, dejar al fuego 10 minutos más, colar, endulzar con miel y agregar jugo de limón.

Bebida energética

• *Ingredientes*:

500 g de fresas maduras
1 tz. de germen de trigo
100 g de nuez
2 litros de agua
    miel al gusto

Procedimiento: Licuar todos los ingredientes con medio litro de agua, añadir el agua restante y mezclar bien.

AGUA COMBINADA:

• *Ingredientes*:
>   1   vaso de jugo de zanahoria
>   1   vaso de jugo de betabel
>   1   vaso de jugo de manzana
>   1   litro de agua
>   miel al gusto

Procedimiento: Mezclar todos los ingredientes.

AGUA REFRESCANTE

• *Ingredientes*:
>   1   kg de kiwis
>   10 hojas de lechuga desinfectadas
>   2   ramas de apio
>   2   litros de agua
>   azúcar mascabado al gusto

Procedimiento: Licuar todos los ingredientes.

JARABE DE UVA

• *Ingredientes*:
>   1   vaso de jugo de uva
>   1   tz. de mascabado
>   la cáscara de un limón

Procedimiento: Poner al fuego todos los ingredientes, dejar hervir 5 minutos a fuego alto. Retirar del fuego y envasar.

COCTEL MULTIVITAMINAS

• *Ingredientes*:

    2 zapotes negros
    2 vasos de jugo de mandarina
    1 c. de polen
    2 c. de amaranto

Procedimiento: Pelar los zapotes y quitarles la semilla; machacarlos, agregar el jugo de mandarina y espolvorear el polen y el amaranto.

BEBIDA DEL GURÚ

• *Ingredientes*:

    2 tz. de yogur natural
    2 c. de miel
 100 g de papaya
    3 c. de pasas
 1/2 tz. de nuez picada

Procedimiento: Licuar todos los ingredientes y adornar con la nuez.

BEBIDA BUENOS DÍAS

• *Ingredientes*:

    1 tz. de jugo de manzana
    2 c. de fresas desinfectadas
    1 c. de levadura de cerveza
    1 c. de harina de soya
    1 c. de algas marinas
        unas hojitas de alfalfa

Procedimiento: Licuar todos los ingredientes.

BEBIDA OAXAQUEÑA

• *Ingredientes*:

     1 rama de yerbabuena
     2 vasos de agua
     2 vasos de jugo de caña
     1 limón en rodajas
     2 c. de mascabado
        el jugo de un limón

Procedimiento: Licuar la yerbabuena con el jugo de limón, el mascabado y el agua. Verter en una jarra el licuado y mezclar con el jugo de caña.

NÉCTAR DE PASAS

• *Ingredientes*:

   250 g de pasas sin semilla
     1 tz. de agua
     1 plátano pequeño maduro
     1 tz. de hielitos

Procedimiento: Poner los ingredientes en la licuadora según el orden de la lista. Licuar, el hielo se agrega dos minutos después.

BEBIDA ESPECIAL DE COCO

• *Ingredientes*:

     1 tz. de coco seco rallado
     1 c. de anís
     1 tz. de agua
        la pulpa de un coco tierno
        el agua del coco
        miel al gusto

Procedimiento: Licuar el coco seco con el anís y la taza de agua, verter el licuado en una jarra y mezclar con los demás ingredientes.

AGUA DE CÍTRICOS

- *Ingredientes*:
  - 2 tz. de pulpa de naranja
  - 2 tz. de pulpa de toronja
  - 1 limón
  - 1/2 tz. de semillas de chía
  - 2 litros de agua
  - azúcar mascabado al gusto

Procedimiento: Cocer las semillas de chía en medio litro de agua durante 20 minutos, dejar enfriar y licuar con los cítricos, añadir el agua y seguir licuando, endulzar con el mascabado.

AGUA DE MANDARINA Y CHIRIMOYA

- *Ingredientes*:
  - 2 tz. de pulpa de chirimoya
  - 4 tz. de pulpa de mandarina
  - 1/8 de c. de nuez moscada
  - 2 litros de agua
  - mascabado al gusto
  - la ralladura de un limón

Procedimiento: Licuar los ingredientes con un litro de agua, y adicionar el agua restante.

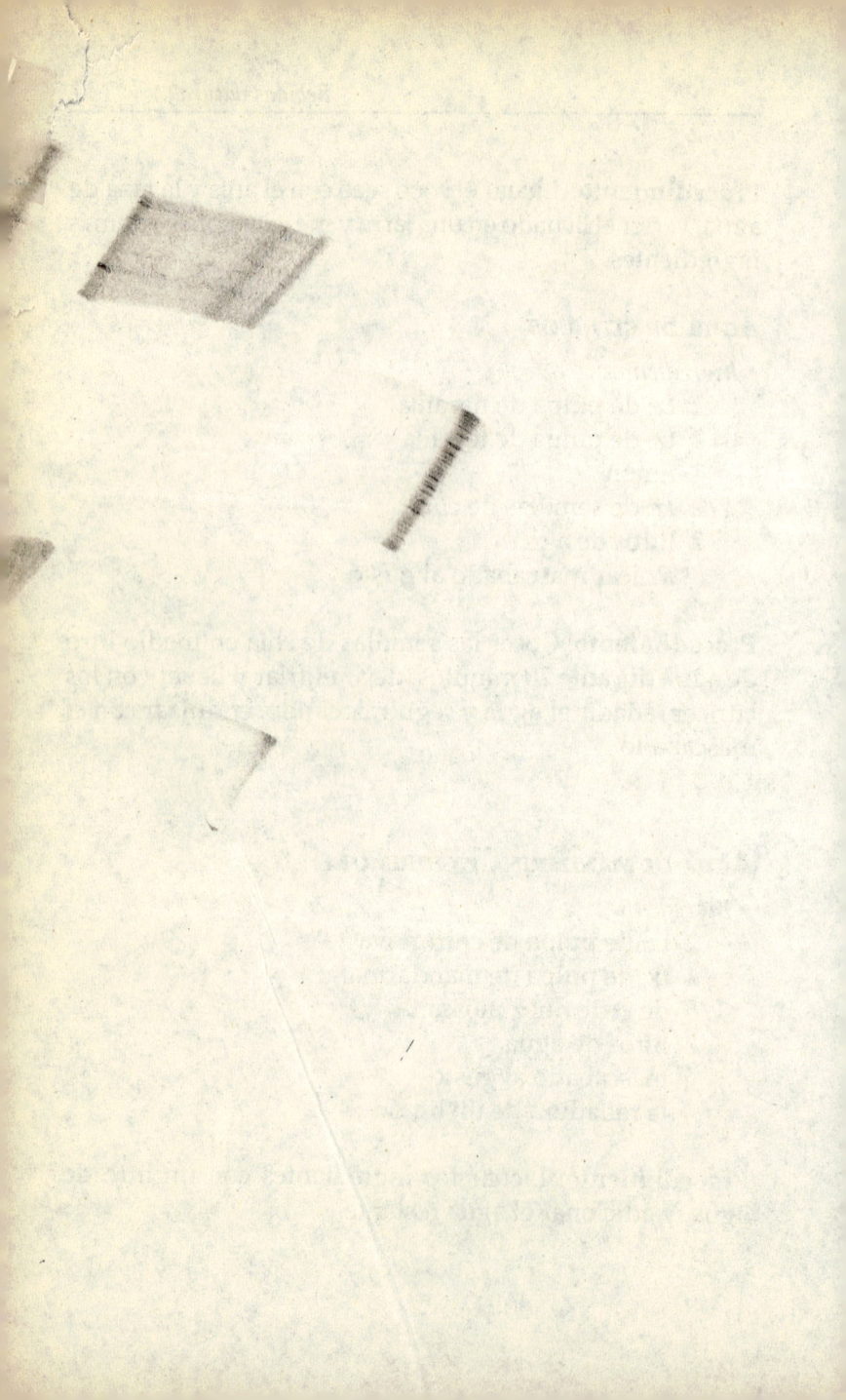

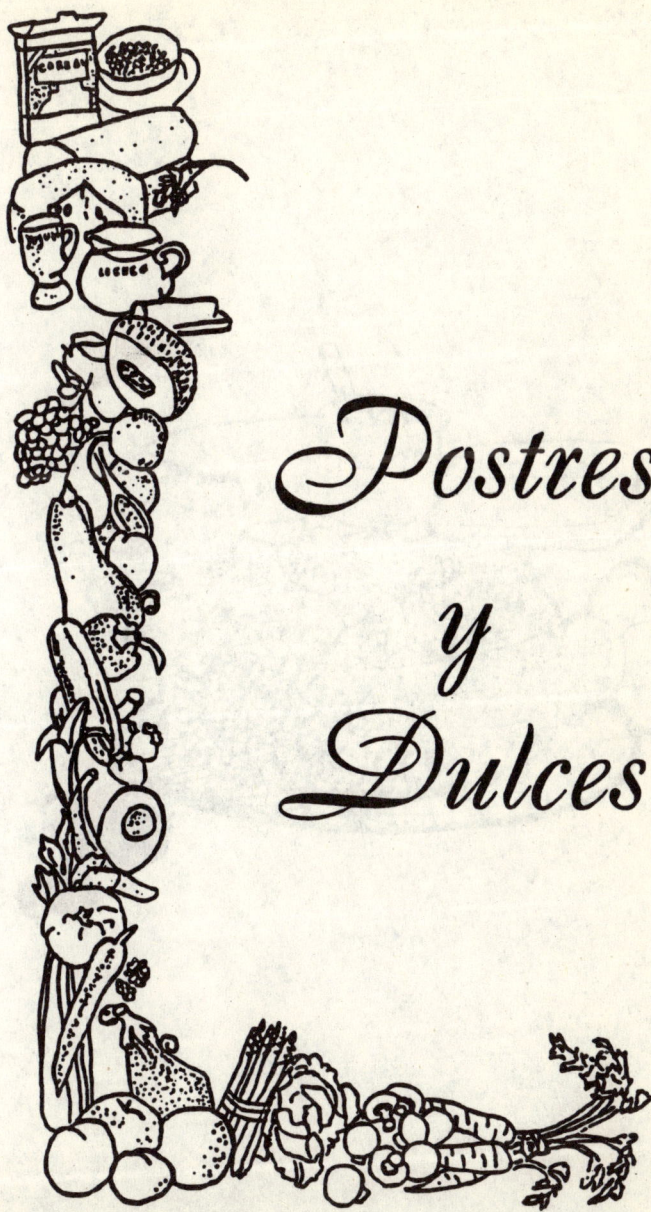

Postres

y

Dulces

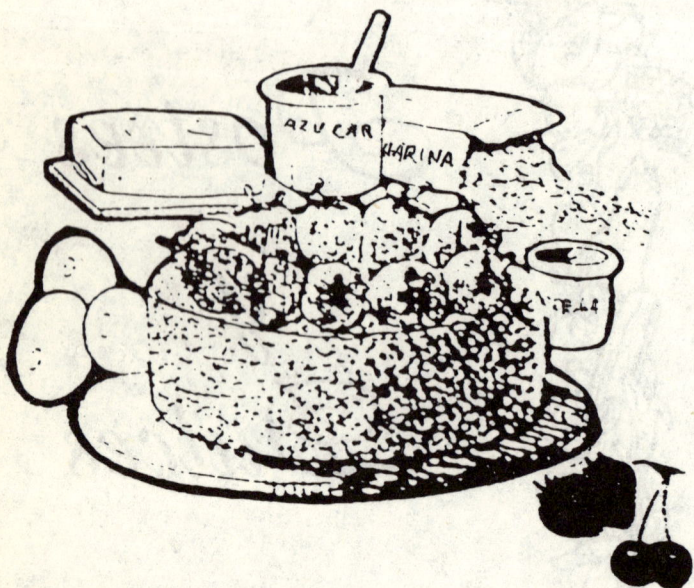

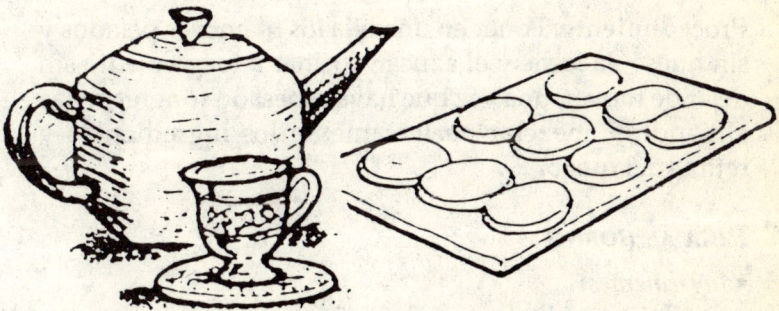

CREMA DE MANGO

- *Ingredientes*:
    2 mangos manila grandes
  300 g de tofu
    2 c. de miel
  100 g de piñones

Procedimiento: Licuar el mango con el tofu, mezclar con los piñones y la miel.

DULCE DE MAMEY

• *Ingredientes*:

     2 mameyes grandes
     2 tz. de leche
     1 tz. de azúcar mascabado
    100 g de almendras remojadas, peladas y picadas

Procedimiento: Poner en una olla los mameyes pelados y sin hueso, la leche y el azúcar, cocinar a fuego medio sin dejar de mover; una vez que haya espesado se agregan las almendras, mezclar perfectamente los ingredientes y retirar del fuego.

PIÑA AL HORNO

• *Ingredientes*:

      1 piña mediana cortada en 5 rebanadas
      1 camote grande
    1/2 tz. de pasitas
    100 g de nuez picada
    1/2 c. de canela molida
      5 c. de crema natural
    1/2 tz. de azúcar morena

Procedimiento: Cocer el camote y licuarlo con las pasas, la nuez, la canela y el azúcar; rellenar las rebanadas de piña sin centro, colocarlas en un molde y meterlas al horno. Servir con una cucharada de crema encima.

MANZANAS RELLENAS

• *Ingredientes*:

      5 manzanas grandes
    100 g de nuez picada
     10 dátiles picados

6 rajas de canela
3 c. de mantequilla vegetal
5 c. de miel de abeja

Procedimiento: Perforar la parte superior de las manzanas, extraer la pulpa, picarla y mezclarla con todos los ingredientes; rellenar los huecos con la mezcla y ponerlas en un molde engrasado cubiertas con papel aluminio, hornearlas durante veinte minutos.

ROLLO DE DÁTILES

• *Ingredientes*:
  500 g de harina de trigo integral
   12 dátiles picados
  1/2 barrita de mantequilla vegetal
1 1/2 tz. de azúcar mascabado
    2 c. de canela molida
  1/2 c. de levadura comprimida
       pizca de sal

Procedimiento: Amasar la harina con la mantequilla derretida, agregarle poco a poco una taza de agua tibia con la levadura disuelta, la canela, el azúcar y la sal; seguir amasando hasta que la mezcla esté homogénea. Dejar reposar la masa durante 90 minutos, en un lugar tibio. Extender la masa con un rodillo del ancho del molde donde se vaya a colocar, empezar a enrollar la pasta con los dátiles en el centro. Poner el rollo en el molde engrasado y hornear durante una hora a fuego medio.

MUESLI DE ZANAHORIA

• *Ingredientes*:
  100 g de copos de avena
  300 mililitros de leche

2 zanahorias ralladas
100 g de pasitas
miel al gusto

Procedimiento: Remojar toda la noche la avena con la leche dentro del refrigerador. Al día siguiente agregar las zanahorias ralladas, bañar con miel las pasitas espolvoreadas sobre la mezcla.

Compota de frutas

• *Ingredientes*:
   500　g de manzanas en rodajas delgadas
   500　g de peras en rodajas delgadas
   　1　tz. de ciruelas pasas
   　1　tz. de melocotones
   1/2　tz. de pasitas
   　1　raja de canela
   1/4　de c. de nuez moscada en polvo

Procedimiento: Remojar durante toda la noche las frutas en suficiente agua. Al día siguiente ponerlas a fuego lento con una raja de canela, durante veinte minutos.

Helado de fresa

• *Ingredientes*:
   750　g de fresas limpias
   　2　litros de leche de soya
   　3　yemas de huevo
   500　g de azúcar morena
   　　　vainilla al gusto

Procedimiento: Hervir durante diez minutos la leche, el azúcar y la vainilla, retirar del fuego y enfriar. Poner al fuego nuevamente con las yemas batidas en poquita leche, sacar del fuego y que se enfríe; agregar las fresas machacadas. Meter al congelador.

DULCE DE CIRUELAS CON ALMENDRAS

• *Ingredientes*:

500 g de ciruelas pasas
250 g de almendras picadas
5 c. de miel
1 vaso de jugo de naranja
1/2 c. de canela en polvo

Procedimiento: Cortar en trocitos la ciruela, verter el jugo de naranja y las almendras; espolvorear la canela y una vez que haya reposado durante tres horas, servir.

PASTEL DE MANZANA

• *Ingredientes*:

30 g de mantequilla	30 g de maizena
250 g de manzanas en cuadritos	2 yemas de huevo
	3 claras
80 g de azúcar morena	1/4 de c. de canela
1 1/2 litros de leche entera	100 g de pasitas

Procedimiento: Poner al fuego la leche, agregar la maizena diluida, la mantequilla, las yemas de huevo y la canela; cuando haya enfriado añadir las manzanas fritas en la mantequilla y las claras batidas a punto de turrón, vaciar a un molde engrasado con las pasitas fijas. Cocer durante una hora a baño María.

GALLETAS DE AJONJOLÍ

• *Ingredientes*:

1 tz. de harina integral	1/2 tz. de azúcar morena
1/2 tz. de ajonjolí	2 huevos
1/2 tz. de mantequilla	1 c. rasa de royal

Procedimiento: Batir la harina con la mantequilla a punto de listón, agregar los huevos, el azúcar, el ajonjolí y el royal. Amasar hasta formar una pasta suave. Hacer las galletitas dándoles la forma que se desee y hornearlas durante veinte minutos.

PASTEL DE ELOTE

• *Ingredientes*:

       3 elotes desgranados
       3 huevos
   1/2 lata de leche condensada
   1/2 barrita de mantequilla vegetal
       1 c. de polvo para hornear
       1 c. de vainilla

Procedimiento: Licuar todos los ingredientes y vaciar en un molde engrasado. Hornear a 180°C durante cuarenta y cinco minutos.

PANQUÉ DE NATAS

• *Ingredientes*:

2 1/2 tz. de harina integral
       2 c. de royal
       4 huevos
       1 tz. de azúcar morena
       2 c. de vainilla
       1 tz. de nata
         leche (la necesaria)
         pizca de sal

Procedimiento: Batir la nata con el azúcar, agregar los huevos uno a uno, añadir poco a poco la harina mezclada con la sal y el royal, alternando con la leche hasta formar una pasta un poco aguada, al final adicionar la vainilla. Hornear durante veinte minutos a 180°C.

GALLETAS DE NATA

• *Ingredientes*:
    500 g de harina integral
    150 g de azúcar mascabado
      6 yemas de huevo
      1 tz. de natas
      1 huevo

Procedimiento: Batir la nata, el azúcar, las yemas y la harina hasta formar una pasta suave. Extender la pasta con un rodillo dejando un centímetro de espesor, cortar las galletas en la forma que se desee y barnizarlas con el huevo. Hornearlas en una charola engrasada a 150°C o hasta que doren.

PALITOS DE ZANAHORIA

• *Ingredientes*:
      6 zanahorias medianas ralladas
      1 c. de harina de trigo integral
      1 c. de azúcar mascabado
      1 c. de canela en polvo
      1 huevo

Procedimiento: Mezclar perfectamente todos los ingredientes, hacer los palitos de 10 centímetros de largo, colocarlos sobre una charola engrasada y hornearlos a 180°C hasta que se doren.

FLAN DE MANZANA

• *Ingredientes*:
    5 manzanas cocidas
    5 claras de huevo a punto de turrón
    1 c. de canela en polvo
       el jugo de un limón
       azúcar mascabado al gusto

Procedimiento: Licuar las manzanas, colarlas y añadir
todos los ingredientes menos la canela. Hornear a fuego
medio durante quince minutos, cuando se haya enfriado
espolvorear la canela.

STRUDEL DE REQUESÓN Y ALBARICOQUE

• *Ingredientes masa*:
    130 g de harina integral
      1 yema de huevo
      1 c. de aceite
      6 c. de agua caliente

• *Ingredientes relleno*:
    250 g de requesón
    1/4 de c. de extracto de almendras
    500 g de albaricoque cortados a la mitad y deshuesados
     50 g de pasitas
     50 g de almendras remojadas y picadas
      1 c. al ras de mantequilla vegetal derretida

Procedimiento: Mezclar la harina, la yema de huevo, el
aceite y el agua caliente, batir durante tres minutos o hasta
formar un rectángulo grande; el extracto de almendras se
incorpora al requesón y se extiende sobre la pasta dejando
un borde libre. Los albaricoques previamente cocidos se
mezclan con las pasitas y las almendras para extenderlos

sobre el requesón. Doblar los bordes hacia adentro, después se enrolla longitudinalmente, sellando los extremos con agua, barnizar con la mantequilla derretida y colocarlo en una lámina engrasada cubierta con papel aluminio; hornear a 180°C durante veinticinco minutos.

Sorbete de uva

• *Ingredientes*:
  500 g de uva blanca sin semilla
    2 c. de miel
    2 c. de jugo de manzana
    1 clara de huevo

Procedimiento: Hacer en puré las uvas y extraer su jugo. Batir el jugo de uva, la miel y el jugo de manzana, congelar la mezcla durante cuatro horas. Transcurrido este tiempo batir hasta que esté suave, agregando después la clara a punto de turrón, mezclar y meter al congelador nuevamente tres horas.

Jalea de frutas

• *Ingredientes*:
    5 ml de jugo de uva
   10 ml de jugo de frutas (naranja, fresa, ciruela, etcétera)
   90 g de azúcar morena
   10 g de agar-agar

Procedimiento: Calentar el jugo de uva, disolver en él el agar-agar, mezclar sin dejar de mover; añadir el jugo de frutas. Verter en recipientes pequeños y refrigerar.

Peras al caramelo

• *Ingredientes*:

    1 kg de peras
  200 g de azúcar morena
    1 tz. de agua
    1 tz. de leche
    1 c. de maizena

Procedimiento: Hacer en caramelo el azúcar, agregar el agua caliente y las peras cortadas a la mitad sin semillas, mantenerlas a fuego lento hasta que estén cocidas. Quitar el jugo a las peras y añadir la leche con la maizena diluida, hervir sin dejar de mover, retirar del fuego, poner las peras en un platón y bañarlas con esta crema.

Granola

• *Ingredientes*:

6 tz. de avena integral	1/2 tz. de aceite
1 tz. de germen de trigo	1 tz. de pasas
	100 g de nuez
1 tz. de ajonjolí	5 c. de vainilla
2 tz. de salvado	agua (la necesaria)
1 1/2 tz. de mascabado	

Procedimiento: Mezclar perfectamente todos los ingredientes menos las pasitas y la vainilla. Hornear a fuego medio, revolviendo cada diez minutos hasta que dore, cuando la mezcla haya sido retirada del horno añadir las pasitas y la vainilla.

POSTRE JAPONÉS

- *Ingredientes pasta*:
    - 1 tz. de harina integral
    - 1/2 tz. de germen de trigo
    - 1/2 tz. de maizena
    - 2 c. de mascabado
    - 3 c. de mantequilla vegetal

- *Ingredientes relleno*:
    - 1 tz. de mascabado
    - 1/2 tz. de germen de trigo
    - 1/2 tz. de coco rallado
    - 2 huevos
    - 10 nueces
    - 1/2 c. de vainilla
    - sal al gusto

Procedimiento: Pasta. Mezclar todos los ingredientes, formar una pasta y colocarla en un molde sin engrasar oprimiendo bien con las manos.

Relleno: Mezclar todos los ingredientes y verter sobre la pasta. Hornear a fuego medio durante veinte minutos, retirarlo del horno y cortar en cuadritos.

MAZAPANES

- *Ingredientes*:
    - 100 g de papas cocidas
    - 100 g de almendras remojadas y peladas
    - 100 g de azúcar morena
    - 1 rodaja de cáscara de limón
    - maizena
    - mantequilla vegetal (la necesaria)

Procedimiento: Cernir el azúcar hasta obtener un polvo fino, añadir las almendras y la rodaja del limón para formar una pasta, vaciar en un recipiente y revolver con la papa hecha puré; formar bolitas pequeñas y hornearlas en una charola engrasada, a 160°C durante quince minutos.

JAMONCILLO DE LECHE

• *Ingredientes*:

1 1/2 litros de leche
  500 g de azúcar morena
    1 raja de canela grande

Procedimiento: En un recipiente, de preferencia de cobre, mezclar todos los ingredientes y ponerlos a fuego bajo sin dejar de mover con una cuchara de madera, cuando se vea el fondo del recipiente vaciarla rápidamente a otro, una vez frío cortar en cuadritos o rectángulos.

PAN INTEGRAL SENCILLO

• *Ingredientes*:

    4 tz. de harina integral
    2 c. de leche en polvo
  50 g de mantequilla vegetal derretida
    1 c. de azúcar
    1 c. de polvo para hornear
    1 c. de sal
      agua tibia (la necesaria)

Procedimiento: Mezclar muy bien todos los ingredientes, añadir poco a poco el agua tibia hasta obtener una pasta suave. Vaciar en un molde engrasado y hornéese a 180°C durante treinta minutos.

MERMELADA DE CIRUELA

• *Ingredientes*:

    1 kg de ciruela remojada 2 horas
  500 g de mascabado

Procedimiento: Deshuesar las ciruelas y ponerlas a la lumbre con el mascabado; mover continuamente hasta que se vea el fondo del caso, retirar del fuego y cuando enfríe envasar.

Panqué de trigo y manzana

* *Ingredientes*:
    - 2 tz. de harina integral
    - 1 tz. de germinado de trigo
    - 1 tz. de puré de manzana
    - 2 barritas de mantequilla
    - 4 huevos
    - 1 tz. de mascabado
    - la ralladura de un limón
    - yogur (si es necesario)

Procedimiento: Batir la mantequilla con el mascabado hasta que acreme, agregar los huevos, la harina, el trigo germinado molido, el puré de manzana, la ralladura de limón (debe quedar una pasta suave, si es necesario añadir el yogur). Vaciar la pasta en un molde engrasado y hornearla a 180°C durante cincuenta minutos.

Pastel de zanahoria

* *Ingredientes*:
    - 2 tz. de harina integral
    - 2 tz. de germen de trigo
    - 2 tz. de harina blanca
    - 4 c. de royal
    - 1 1/2 tz. de azúcar mascabado
    - 2 tz. de zanahoria rallada
    - 6 huevos
    - 1 1/2 tz. de leche entera
    - 1 1/2 tz. de mantequilla vegetal derretida

Procedimiento: Mezclar las harinas con el mascabado y el royal, añadir la mantequilla derretida, la leche, la zanahoria y el huevo a punto de turrón. Mezclar sin llegar a batir, verter en un molde engrasado y hornear a 180°C durante cincuenta minutos aproximadamente.

PAN DE ARROZ

• *Ingredientes*:

        6 c. de arroz integral molido
        6 huevos
    1/4 de tz. de miel
    100 g de nuez picada

Procedimiento: Batir los huevos a punto de turrón, añadir poco a poco las cucharadas de arroz (mezclando sin llegar a batir), verter en un molde engrasado y hornear a fuego medio durante quince minutos; sacarlo del molde y bañar con la miel, espolvorear la nuez picada.

GALLETAS DE MAÍZ

• *Ingredientes*:

        4 tz. de harina de maíz para tamales
        1 tz. de harina de soya
        3 huevos
        2 c. de polvo para hornear
    250 g de manteca vegetal
    1/2 tz. de leche agria
    1/2 tz. de mascabado

Procedimiento: Mezclar las harinas con el polvo para hornear, enseguida se agrega la manteca, batir hasta que esté porosa, añadir los huevos, el azúcar y la leche. Extender la pasta con un rodillo, cortar las galletas, colocarlas en una charola engrasada y hornear a 180°C durante treinta minutos.

GALLETAS DE SOYA

• *Ingredientes*:

    3 tz. de harina de soya
    1 tz. de harina integral
    2 c. de royal
    3 c. de mascabado
  1/2 tz. de leche
    2 huevos
      vainilla al gusto
      o jengibre
      nueces

Procedimiento: Incorporar todos los ingredientes, excepto las nueces con las que se adornarán las galletas una vez formadas, hornear a fuego medio hasta que se cuezan.

PASTA BÁSICA PARA PAY

• *Ingredientes*:

1 1/2 tz. de harina integral
    1 barrita de mantequilla vegetal
  1/2 c. de royal
    1 c. de mascabado
  1/2 c. de canela en polvo
  1/2 tz. de agua
    1 huevo
      pizca de sal

Procedimiento: Formar con la harina una fuente y poner en el centro el resto de los ingredientes, menos el agua y el huevo. Mezclar la harina con dos cuchillos, añadiendo poco a poco el agua hasta obtener una mezcla suave (es importante no tocarla con las manos para evitar que se caliente). Dejar reposar (mínimo una hora) y extenderla con un rodillo enharinado; colocarla sobre un molde engrasado. Barnizar con el huevo. Si se desea adornar con tiritas, apartar una pequeña porción de pasta.

Pay de pera

* *Ingredientes relleno*:
    3   peras grandes
    100 g de mascabado
    1   c. de canela en polvo

Procedimiento: Tener listo el molde con la pasta para pay y colocar rebanadas delgadas de pera sin semilla formando capas, espolvorear azúcar, canela y trocitos de mantequilla. Extender la pasta que se apartó para cubrir el pay, barnizar con el huevo y meter al horno a fuego medio durante cuarenta minutos aproximadamente.

Pay de queso

* *Ingredientes relleno*:
    100 g de queso crema
    150 g de queso panela
    1/2 lata de leche condensada
    1/4 de tz. de leche entera
    1   huevo
        el jugo de dos limones

Procedimiento: Licuar todos los ingredientes y vaciarlos en el molde cubierto con la pasta para pay, para la elaboración de este pay no es necesario apartar pasta; hornear a calor medio hasta que esté cocido el relleno.

Pay de ciruela pasa

* *Ingredientes relleno*:
    500 g de ciruelas pasas remojadas
    250 g de nuez picada
    1/2 tz. de mascabado

Procedimiento: Deshuesar las ciruelas y hacerlas en puré, mezclar con el mascabado y la nuez, vaciar la mezcla sobre el molde cubierto con la pasta para pay. Hornear hasta que la pasta esté cocida.

Budín de tapioca y fresas

• *Ingredientes*:

3 c. de tapioca	2 c. de jugo de limón
1/2 tz. de mascabado	1/2 tz. de crema natural
1 1/2 tz. de fresas	batida
rebanadas	pizca de sal
1 tz. de agua	

Procedimiento: Cocer la tapioca con el azúcar y la sal, sin dejar de mover. Cuando está fría se agregan los demás ingredientes, mezclar bien y servir.

Flan florentino

• *Ingredientes*:

    2 litros de leche
300 g de mascabado
    6 yemas
    4 claras
      vainilla al gusto

Procedimiento: Poner al fuego la leche con el azúcar, que hierva durante cinco minutos y agregar las yemas batidas ligeramente, las claras pasadas por el colador y la vainilla (cuando la leche ya esté fría). Vaciar a un molde y poner a baño María hasta que cuaje.

Islas flotantes con fresas

• *Ingredientes*:

  1 litro de leche
  4 huevos
  1 raja grande de canela
  3 tz. de fresas maceradas con miel toda la noche
    mascabado al gusto

Procedimiento: Batir las claras a punto de turrón. Poner la leche al fuego y cuando empiece a hervir agregar el mascabado y la canela y las claras de huevo de cucharada en cucharada, añadir las yemas de huevo, batiendo rápidamente hasta que espese. Se sirven las fresas en copas grandes, bañadas con la crema espesa de leche.

Pastelillos de trigo

• *Ingredientes*:

  250 g de harina integral
  150 g de mascabado
    4 huevos
  1/2 tz. de bicarbonato

Procedimiento: Batir los huevos, agregar el azúcar, la harina y el bicarbonato; formar rectángulos; colocarlos en una charola engrasada y hornear a fuego medio.

Pastel de amaranto

• *Ingredientes*:

  1/4 de tz. de harina de amaranto
  1/4 de tz. de cereal de amaranto
  1/4 de tz. de harina integral
  400 g de mantequilla vegetal
    8 huevos

400 g de azúcar
1/2 c. de royal
    leche (la necesaria)

Procedimiento: Derretir la mantequilla a fuego lento, agregar el azúcar y bata hasta obtener una pasta; incorporar bien las yemas, continuar agregando las harinas, el royal, el cereal y la leche; se baten perfectamente todos los ingredientes y las claras a punto de turrón, en forma envolvente. Verter la mezcla en un molde engrasado y hornear a fuego medio treinta minutos.

HIGOS RELLENOS DE COCO

• *Ingredientes*:
    15 higos secos medianos
     1 tz. de coco rallado fresco
    1/2 tz. de yogur natural
    50 g de semillas de girasol
       miel al gusto

Procedimiento: Perforar el centro de los higos, extraer las semillas y remojarlos treinta minutos en poca agua. Mezclar el coco, las semillas de girasol y la miel; rellenar los higos que deben estar ya escurridos.

TRUFAS DE AVENA

• *Ingredientes*:
1 1/2 vasos de avena integral
     1 huevo
     1 tz. de mascabado
     4 c. de algarrobo
   200 g de margarina vegetal
     1 c. de vainilla

50 g de pasas
1/2 tz. de nuez molida

Procedimiento: Licuar la avena y mezclarla con la mantequilla derretida, agregar el algarrobo, el azúcar, la vainilla
y los huevos a punto de turrón. Meter la mezcla en el
refrigerador hasta que endurezca, adicionar las pasas. Con
pequeñas porciones forme las trufas , revolcarlas en la
nuez molida.

PAY DE LIMÓN Y QUESO

• *Ingredientes*:

1 tz. de pasta para pay
150 g de queso panela
100 g de queso crema
1/3 parte de lata de leche condensada
2 c. de mascabado
1 huevo
el jugo de un limón grande

Procedimiento: Colocar la pasta para pay sobre un molde
engrasado. Licuar todos los ingredientes del relleno y
vaciarlos sobre la pasta para pay. Meter al horno y retirar
hasta que cuaje y dore un poco el relleno.

GALLETAS INTEGRALES DE PIÑA

• *Ingredientes*:

1/2 tz. de germen de trigo
1/2 tz. de margarina vegetal
2 huevos
3/4 tz. de azúcar mascabado
1 tz. de harina integral

1 tz. de puré de piña
2 c. de vainilla
1/2 tz. de leche en polvo
2 c. de royal
   pizca de sal

Procedimiento: Mezclar el puré de piña con la margarina, el mascabado, el germen y la vainilla, añadir poco a poco la harina mezclada con la leche en polvo, el royal y la sal; cuando la masa sea uniforme, hacer las galletas con la mano. Hornear las galletas en una charola engrasada, durante ocho minutos únicamente.

GALLETITAS DE LIMÓN

• *Ingredientes*:
   500 g de harina integral
   200 g de mascabado
   200 g de mantequilla vegetal
   500 mililitros de leche
    3 huevos
    4 c. de royal
       el jugo de tres limones grandes
       la ralladura de los limones

Procedimiento: Mezclar bien todos los ingredientes agregando al final la leche poco a poco hasta que la pasta esté suave. Extender la masa dejándola de medio centímetro de grosor. Formar las galletitas, barnizarlas y colocarlas sobre una charola engrasada, hornear durante diez minutos a fuego medio.

TARTA DE FRESAS

• *Ingredientes*:

    1   tz. de pasta para pay
  500   g de fresas desinfectadas
    1   tz. de mascabado
    1   tz. de nata batida

Procedimiento: Extender la pasta para pay y acomodarla en un molde previamente engrasado. Mezclar las fresas con el mascabado y la nata, verter la mezcla sobre el molde que tiene la pasta y hornear hasta que se cueza la tarta.

PASTAS SECAS DE COCO

• *Ingredientes*:

    1   vaso de mascabado
 1/2   tz. de miel
    2   vasos de coco rallado fresco
    5   vasos de harina integral
    2   c. de aceite
 3 ó 4   c. de agua

Procedimiento: Vaciar la harina sobre la mesa, hacer un hueco en el centro y agregar los ingredientes restantes, se mezcla con dos cuchillos cortando la harina (debe obtenerse una pasta uniforme): extender la pasta con un rodillo dejando medio centímetro de espesor, cortar la pasta en forma de cuadros y acomodarlos sobre una charola engrasada. Hornear hasta que doren, cuidando de cerca porque son muy fáciles de quemar.

SORPRESA DE UVA

• *Ingredientes*:
  - 3 peras grandes maduras
  - 250 g de uvas
  - 50 g de piñones
  - 50 g de almendras picadas
  - 50 g de pasitas
  - 5 c. de nata batida
  - 1 c. de jugo de limón
  - 5 c. de miel

Procedimiento: Perforar circularmente la parte superior de las peras, tratando de sacar la mayor cantidad de pulpa que sea posible, untarles limón para que no se oxiden. Mezclar la nata con las almendras picadas, los piñones, las pasitas y tres cucharadas de miel. Rellenar las peras con esta mezcla y colocarlas en un platón, con las uvas en mitades dando la forma de un racimo de uvas, rociar el resto de miel para darles brillo.

TARTA DE OREJONES DE ALBARICOQUES

• *Ingredientes*:
  - 400 g de orejones de albaricoque
  - 3 c. de mascabado
  - 200 g de manzana
  - 1 1/2 tazas de pasta hojaldrada

Procedimiento: Poner a remojar los orejones durante ocho horas o durante toda la noche. Cortar en trozos los orejones y mezclar con las manzanas ralladas y el mascabado. Colocar una taza de pasta hojaldrada sobre un molde engrasado, verter la mezcla de los orejones y cubrir con tiras hechas con la pasta hojaldrada restante. Meter al horno a fuego medio hasta que dore la pasta.

Budín de castañas

• *Ingredientes*:

250 g de castañas
1 tz. de leche
4 yemas de huevo
1/2 tz. de nata batida

5 c. de pan molido
integral
la ralladura de un
limón
miel al gusto

Procedimiento: Dorar ligeramente las castañas y hacerlas en puré. Batir el puré con las yemas de huevo, la nata, la ralladura de limón, miel y el pan molido. Vaciar la mezcla en un molde y cocer a baño María durante una hora o en el horno.

Galletas de miel y nuez

• *Ingredientes*:

250 ml de miel
150 g de mantequilla
vegetal
2 huevos
100 g de nuez rallada

4 c. de levadura
500 g de harina integral
pizca de sal
el jugo de un limón

Procedimiento: Batir la mantequilla con la miel y el jugo de limón hasta obtener una mezcla homogénea; agregar uno a uno los huevos y la pizca de sal, seguir batiendo y añada la harina mezclada con la levadura, la masa debe reposar por lo menos una hora. Fórmense las galletitas con la masa extendida con un rodillo, colocar las galletas en una charola engrasada y meter al horno hasta que se doren.

BESOS DE DAMA

• *Ingredientes*:

```
200  g de mantequilla vegetal
200  g de almendras remojadas y molidas
200  g de mascabado
200  g de harina integral
  1  yema de huevo
     vainilla y mermelada al gusto
```

Procedimiento: Mezclar perfectamente las almendras con la harina, la mantequilla, la vainilla y las yemas; hacer pequeños montoncitos y acomodarlos sobre una charola cubierta con papel aluminio engrasado. Ya que estén cocidas pegar de dos en dos con la mermelada.

CREMA DE MAMEY

• *Ingredientes*:

```
  2  mameyes grandes          25  g de almendras
100  g de mascabado               remojadas y peladas
  1  litro de leche           25  g de cerezas
  1  raja de canela            2  higos secos en tiritas
  3  yemas
```

Procedimiento: Licuar los mameyes con la leche, ponerlos al fuego, agregar el mascabado, las yemas y la canela (mover constantemente con una cuchara de madera). Una vez que se vea el fondo del recipiente, se retira del fuego y se vacía en un molde; decorar con las almendras formando margaritas, con centros de cereza y los tallos con tiras de higo.

GALLETAS DE ZANAHORIA

• *Ingredientes*:

1/3 de aceite	1/2 c. de royal
2/3 de tz. de mascabado	1/2 c. de bicarbonato
1 tz. de zanahoria rallada	1/2 c. de canela en polvo
1 huevo	1 tz. de avena integral
2 tz. de harina integral	1/2 c. de sal

Procedimiento: Mezclar todos los ingredientes hasta obtener una pasta homogénea, formar las galletas y ponerlas sobre una lámina engrasada, hornéese a fuego alto durante quince minutos.

MERMELADA DE ZANAHORIA

• *Ingredientes*:

    3 tz. de puré de zanahoria
  200 g de mascabado
    3 c. de almendras ralladas
      la ralladura de dos limones
      el jugo de dos limones
      pizca de nuez moscada

Procedimiento: Hervir el puré de zanahoria con el mascabado hasta que se espese. Enfriar y añadir la ralladura y el jugo de limón, la nuez moscada y las almendras ralladas, mezclar bien y envasar.

PASTEL SUIZO DE MIGAS

• *Ingredientes*:

    4 tz. de migas de pan integral
    1 tz. de jocoque
  1/2 tz. de pimientos rojos picados

3/4 de tz. de leche evaporada
1/4 de tz. de leche entera
1/2 tz. de apio picado
12 ciruelas pasas escaldadas picadas
1/2 taza de nueces
1 c. de jengibre rallado
1 tz. de requesón
sal al gusto

Procedimiento: En un recipiente poner los ingredientes en el siguiente orden: las migas de pan, el jocoque, los pimientos, las ciruelas, el requesón y los demás ingredientes, menos el queso rallado, revolver perfectamente y vaciar en un molde engrasado, espolvorear encima la mitad del queso rallado. Hornéese a fuego alto, antes de que se termine de cocer sacar del horno, voltear el pastel, colocar en el mismo molde, espolvoréese la otra mitad de queso y meter al horno para que se termine de cocer.

Gelatina de zapote negro

• *Ingredientes*:
2 tz. de agua
1 tz. de puré de zapote negro
1 vaso de jugo de mandarina
1/4 de tz. de piñones
3/4 de tz. de mascabado
2 c. de grenetina vegetal o agar-agar

Procedimiento: Poner al fuego el agua, que hierva diez minutos a fuego lento con el mascabado, retirar del fuego; vaciar la grenetina disuelta en poca agua, disolver bien y añadir el puré de zapote y el jugo de mandarina. Verter en un molde mojado una capa de dos centímetros del líquido, refrigerar y antes de que cuaje completamente agregar los piñones y suficiente líquido para cubrirlos; volver a refrigerar, antes de que termine de cuajar adicionar el líquido restante.

PASTEL DE FRUTAS SECAS

• *Ingredientes*:

2	tz. de harina integral	1/2	c. de nuez moscada
1/2	tz. de piloncillo rallado	1	c. de canela molida
		1	tz. de frutas secas
2	huevos	1/2	tz. de nuez picada
1/2	tz. de aceite		pizca de sal
1/2	tz. de agua		pizca de clavo en
2	c. de royal		polvo

Procedimiento: Combinar las frutas secas picadas y la nuez con una cucharada de harina, batir los ingredientes restantes e incorporar las frutas; verter la mezcla en un molde engrasado. Hornear a fuego alto durante cinco minutos, después a fuego medio hasta que se termine de cocer.

DULCES DE AJONJOLÍ

• *Ingredientes*:

1	tz. de semillas de ajonjolí
1	tz. de cacahuates finamente picados
1 1/2	tz. de jarabe de maple
1	c. de jugo de limón

Procedimiento: Dorar ligeramente el ajonjolí y el cacahuate, mezclarlos con el jarabe de maple y el jugo de limón; hervir la mezcla a fuego medio (moviendo constantemente); verter sobre una charola aceitada, cubrir con un papel encerado y extender con un rodillo, dejando una pasta de medio centímetro de grosor. Cortar en barras o en cuadros antes de que se enfríe el dulce, cuando se enfríen se envuelven en papelitos por separado.

DULCE DE CALABAZA DE CASTILLA

• *Ingredientes*:

   3 tz. de pulpa de calabaza picada
1 1/2 tz. de piloncillo
  1/2 tz. de mantequilla vegetal
  1/2 tz. de harina integral

Procedimiento: Formar una pasta con la harina agregándole poco a poco agua. Cocer a fuego medio la pulpa de calabaza con el mascabado, antes de que se termine de cocer añadir lentamente la mantequilla, mover constantemente; adicionar la pasta de harina y no dejar de mover hasta que la preparación se despegue del recipiente, vaciar a un molde engrasado y cuando esté frío cortar al gusto.

DULCE DE MAÍZ

• *Ingredientes*:

   1 kg de maíz
500 g de mascabado
  1 litro de leche
   canela al gusto

Procedimiento: Poner el maíz al fuego sin cal, cuando esté a medio cocer, retirar de la lumbre y agregar lentamente la leche y el mascabado, procurando que no quede muy aguado; se cuela en un lienzo y se vuelve a poner al fuego, moviendo constantemente para que no se pegue; añadir la canela, cocinar hasta que se espese; verter en un platón. Servir frío.

Comentario final

Al finalizar este libro creo que he cumplido la meta que todos los médicos deberíamos conseguir: ofrecer los conocimientos necesarios para obtener una salud adecuada en base a la alimentación.

Combinar los diferentes alimentos en su estado más natural, su colorido (para que sea agradable a los sentidos); imaginarse una ensalada de verduras frescas, su fragancia y sobre todo su aspecto; una sopa de verduras que por su olor incite a comerla y saborearla; o cremas preparadas con la excelencia con que las amas de casa lo saben hacer, y sobre todo los guisados que son los más importantes (para la mayoría de la gente) elementos nutritivos en la dieta, es el objetivo de este recetario. A estos últimos se les dedicó mayor atención, ya que en la alimentación actual estos platillos están constituidos casi siempre por carne y, si ésta no aparece en la alimentación, según el criterio erróneo de algunas personas, ésta es incompleta. Los menús expuestos en estas páginas reúnen la calidad y la cantidad de proteínas adecuadas para cubrir las necesidades de nuestro organismo, además cuentan con la gran ventaja de que estos mismos platillos brindarán vitaminas, minerales y otros elementos que facilitarán la digestión de los alimentos.

Aunado a lo anterior, las recetas de este libro están elaboradas para prevenir y eliminar enfermedades como el estreñimiento, que desgraciadamente está avanzando a pasos agigantados causando de manera indirecta una gran cantidad de males que deterioran la vida de las personas, y muchas enfermedades más, sobre todo aquéllas que a la larga derivan en otras degeneraciones de nuestro organismo, que con una alimentación balanceada son muy fáciles de eliminar o evitar.

Así pues, entra de lleno a mi *Mundo Naturista* de la alimentación vegetariana, será de tu agrado no sólo física sino espiritualmente; aprovecha lo que la naturaleza ha puesto en tus manos y principalmente dale gusto a tu paladar sabiendo que no vas a dañar otras partes de tu cuerpo y que además aprovecharás cada uno de los alimentos que consumes de manera íntegra y limpia.

Este libro tiene la finalidad de que aprendas a cocinar y combinar los alimentos que tienes a tu disposición y que por medio de ellos alimentes a tu familia y a la vez actúes como el primer médico de tu hogar, ejerciendo la medicina preventiva que a mi parecer es la más importante, ya que no sólo cura sino que previene la aparición de enfermedades. Así que, a cumplir con esa parte que te corresponde; adelante en la consecución de tus metas como una excelente cocinera o chef de tu hogar.

Paralelamente, este libro también tiene el fin de que aprendas a cocinar al puro estilo vegetariano, sin embargo, mis intenciones van más allá de esto, ya que siempre he pensado que un libro solamente es la ventana que se nos abre cuando lo leemos y nos damos cuenta que podemos hacer más de lo que hemos leído, y que nuestra inventiva va más allá de todos los límites. Esa es precisamente la intención de este pequeño compendio de recetas que ahora pongo a tu disposición para que después de haberlas experimentado, tu capacidad creadora e inventiva aparezcan, prosperen y te conviertas en una experta cocinera de lo vegetariano, creando tus propias recetas y sobre todo balanceándolas y dándoles la proporción adecuada a cada una de ellas.

Al inicio de este libro encontraste una serie de componentes alimenticios que sólo intentan servirte de información; no tienen la finalidad de ser una guía en la composición de la alimentación. Habrá otros que sí lo serán, ejemplo de ellos son: *El Libro Naturista del doctor Abel Cruz*, *La Diabetes y su Cura Natural* por el doctor Abel Cruz, *53 Enfermedades y su Cura Natural* por el doctor Abel Cruz, *Sáquele Jugo a sus Frutas* por el doctor Abel Cruz, y varios más que ya tenemos en proceso. Estos sí están pensados para que aprendas los componentes de los diferentes alimentos y sus principales propiedades, por lo cual los puedes emplear con toda la libertad del mundo.

Este libro cumple la función de enseñarte a ser una excelente cocinera de lo vegetariano, así que bienvenidos a mi *Mundo Naturista*, a mi Club de Salud.

> *Y la tierra asolada será labrada,*
> *en lugar de haber permanecido asolada*
> *a ojos de todos los que pasaron.*
> *Y dirán: esta tierra que era asolada*
> *ha venido a ser como huerto del Edén;*
> *y estas ciudades que eran desiertas*
> *y asoladas y arruinadas, están*
> *fortificadas y habitadas.*

EZEQUIEL 36 (34, 35)

México, D.F. a 8 de junio de 1993

Con la conciencia de ser uno de ustedes...

Dr. Abel Cruz

Esta edición se imprimió en Agosto 2009. Impresora Alfa
Lago Managua No. 50. México, D.F. 11280.